世界思想社 現代哲学叢書

ベーシック
生命・環境倫理

「生命圏の倫理学」序説

徳永哲也

Tetsuya TOKUNAGA

Sekaishisosha Contemporary Philosophy Library

世界思想社

まえがき

本書は、生命倫理と環境倫理の主要な議論を通覧して、問題を根本から考えるために書かれている。著者（本書の中では「私は」という一人称で語っている）の哲学・倫理学者としての見解も開陳するが、その前に基本的な現状把握とそれに対する評価、代表的な意見や学説を整理して紹介することにも気を配っている。読者の皆さんに、生命と環境に関して前提となる情報をまず提供し、そこで考えたいことの倫理学的論点を間髪《かんはつ》を入れずにすぐ提示する、という叙述をこころがけた。

比較的短い序章と終章の間に、本編としての第1章から第8章がある。前半の第4章までが「生命倫理編」で、妊娠中絶や人工生殖といった「生まれることとその周辺」に関わるテーマと、安楽死や脳死・移植といった「死を受容することと回避すること」に関わるテーマを、それぞれ二つずつの章にまとめている。後半の第5章からが「環境倫理編」で、環境を経済よりも倫理から考える重要性の議論から始めて、環境倫理の三大テーマとされる「自然の権利」、「世代間倫理」、「地球全体主義」を通覧しながら考える、という構成にしている。

本書を読んでいただければ、「いのちのあり方をきちんと考えた医療技術の適切な活用」や「環境に配慮した経済・産業のバランス」について、その「考えるべき根っこ」のようなところが見えてくるだろう。書名に〝ベーシック〟とつけてあるように、倫理的思考の「基本」に足場を置くのが本書である。よって、「遺伝子医療はこうあればよい」とか「原子力発電はこういう形で停止、あるいは継続すべきだ」という話にまでは踏み込まない。しかし、そういった問題を自分の頭で考え抜くためにも、この書がその素地を養うための一助になれれば、と願っている。

生命倫理、環境倫理は、中学の社会科や高校の公民科の教科書でも少しは言及されるようになったし、大学のカリキュラムでは、文学部哲学科系の学部学科でなくても、「哲学」や「倫理学」という科目名で、あるいは「生と死を考える」などの嚙み砕いた科目名で、講義されるようになった。一般社会でも、新しい医療技術や環境問題が紹介されると、「技術追求の前に倫理的議論が必要だ」といった語り方がなされやすい。本書はそこで言われる「「倫理的議論」って何?」という部分にイメージを持ち、代表的な論者たちの意見も聞きながら、自分の考えを深めるうえで役立つと思う。

将来の大学などの進路に、医学や環境学や人間学を選択肢として考えている人、現に大学などで関連諸学を学んでいるが、倫理からも考えてみようという気持ちのある人、すでに社会に出ているが、医療技術や産業技術に倫理的切り口を持ちたいと思っている人には、この書を手に取っていただきたい。専門家どうしの議論、専門家と一般市民の議論、一般市民の中での議論に、本書が何らかの役割を果たせるものと期待している。

本書で生命倫理と環境倫理の〝ベーシック〟な議論提示に成功したら、次には〝プラクティカル〟な、より実践的応用問題に取り組む書も予定している。「遺伝子医療」や「原発の是非」に関わる議論、さらには「そもそも健康とはどこまで追求すべきものなのか」や「環境を守るためにつつましく暮らすことが本当にできるのか」という議論は、そちらであらためて行いたい。

ベーシック　生命・環境倫理——「生命圏の倫理学」序説●目次

目　次

ベーシック　生命・環境倫理――「生命圏の倫理学」序説

序章　倫理学って何だろう

1　倫理学は哲学の半分

哲学そのもの

大きな書店に行くと、「哲学（あるいは思想）」と名づけられた一角があり、そこの本棚の一つが「倫理学」、そしてその本棚の何割かが「応用倫理学」に分類されていることが多い。どうやら「歴史学」や「経済学」とは違うものとして「哲学」という学問分野があって、その哲学の一部が「倫理学」、その倫理学の一部が「応用倫理学」ということになるらしい。

ではまず、「哲学」って何だろう。この問いがすでに哲学的でありこの問答だけで何冊も本が出ていて……という話を延々としだすと、そこでまた敬遠されて「哲学離れ」を起こしてしまう。乱暴のそしりを省みず、簡単に答えてしまおう。

哲学とは、ヨーロッパ語（とりあえず英語にしておこう）の「フィロソフィー」を和訳したもので、その原語は古代ギリシアの「フィロソフィア」である（専門書ならここでギリシア文字、少なくともアルファベットは表示するのだが、本書はあえてカタカナで通す）。これを直訳すると「知（ソフィア）を愛する（フィロ）こと」すなわち「愛知」である。つまり哲学とは、「知ることを欲し、大切だと思って愛着を抱くこと」であり、「知識、知恵への基本的動機づけ」「人間知性の柱となる探求姿勢そのもの」である、と定義できる。

哲学とは他方、「メタフィジックス」でもある。こちらは「形而上学」と和訳されるが、やはり哲学の原語である。「フィジックス＝物理学」に「メタ＝超越した」という接頭語がついているから、物質的自然界の理屈づけ（形而下の学問、その代表例が物理学）を、超越的な高みから見おろす考察（形而上の学問）ということになる。つまりメタフィジックスとしての哲学とは、「地上の諸学を、距離を置いて捉え直す営み」であり、「反省的思考で全体の背後にある根本原理を見いだすこと」である、と定義できる。

よって、フィロソフィーでありメタフィジックスでもある哲学とは、「まずは知りたいと思うこと、そしてあらためて振り返り全体や根本を理解すること」であり、「学びの出発点であると同時に総括地点でもある知的営為」である、という話になる。要するに、古来、すべての学問がイコール哲学であったように、哲学はあらゆる学問のアルファ（始まり）でありオメガ（締めくくり）なのだ、ということになる。

哲学の中の倫理学

では次に、倫理学は哲学と同じなのか、違うのか。先に挙げた書店の本棚や大学の学科の話からすると、哲学の中のある部分が倫理学である、ということになる。その「ある部分」とはどこか。大ざっぱに言うと、「広義の哲学」のうち下半分が、基礎部分としての「狭義の哲学」である理論哲学であり、上半分が「倫理学」と呼ばれる実践哲学である。つまり倫理学は哲学の中に、「基礎理論の上に立った実践編」としてあると言える。

広義の哲学は、先に述べたように諸学問のアルファでありオメガなのだが、理論哲学のほうはまさに純粋に理論的に、世界を、人間というものを、根本原理から考えようとする。そして、現実的な実践の前提となる「真理」や「本質」を探ろうとするものである。かたや実践哲学すなわち倫理学のほうはその「原理・真理・本質」といった理解を基礎として、現実の中、日常の中で人間のありよう、あるべき姿を考えようとする。そして日々生きる社会の中での行動基準や生活方針を立てようとするものである。

実践哲学としての倫理学

このように、「倫理学とは、哲学の中の一部分であり、哲学の上半分つまり実践編である」と説明することができる。では、なぜそれが「倫理学」という言葉で表せるのか。そして「倫理」といえば「道徳」と同じ意味だと感じられるが、本当に同じなのか。ここではその話をしよう。

まず、倫理を「倫」と「理」に分けて説明しよう。「倫」とは人間、それも集合体としての人間を意味する。一歩踏み込んで「人間社会」「人間共同体」と言ってもよい。そして「理」とは筋目、筋道を意味する。木材の表面に走っている木目は、「木の理」としての筋目である。ありのままの筋目模様を「理」と呼んでよいが、そこに「筋を通せ」といった言説に込められるような価値観をともなわせれば、「あるべき道」としての「筋道」という意味も見いだせる。よって倫理とは、「人々が共同で暮らすありよう」であり、「社会を組む人間たちの本質や本性」であると言えるし、それを学的体系に整理する倫理学は「人間模様の学」であると言える。そして、その「ありよう」に「然るべくある」という必然性や「人の道」を深く読み込むならば、人が人と暮らすための「規範」が倫理で、倫理学は「人間共同体の規範学」ということになる。

次に、「人の道とか規範とか言うなら、それは道徳と同じではないのか」という、よくある問いに対して一つの答えを提示しておこう。答えは、「同じ点もあるし異なる点もある」。同じ点は、倫理も道徳も「人として生きる筋道」「人間が本来持つべき善や美徳や正義に従って行動しようとするあり方」を意味するということで、多くの人の「倫理といっても道徳といっても変わらない」という印象と一致するだろう。違う点は、倫理は「社会的」で道徳は「個人的」だということ。つまり、倫理は人々に共通する「空気」「ムード」としてあるもので、まずは地域社会や組織集団内の「習俗」（風俗習慣）として存在し、それを突き詰めると「共同規範」となる。他方で道徳は一人ひとりが内心に抱く「生き方の信条」としてあるもので、その定義からすれば周囲の人と共有するわけではない。ただ、個人の信条は立ち居振る舞いとして周囲の人に影響するし、自分の信条を形成するときには周囲の影響を受ける。道徳が倫理として周りに広がることもあるし、倫理が道徳として個人に内面化されることもある。結果として、倫理として考えている内容が道徳と一致する場合は多々あるので、「倫理も道徳も語る中身は一緒でしょう」とも言われるわけである。

2　生命・環境も倫理学が土台

応用倫理学としての生命倫理と環境倫理

先に、「書店の倫理学の本棚の何割かが応用倫理学に分類されている」と述べた。実は、これまで述べてきたことからすると、哲学の実践編が倫理学なのだから、倫理学は「応用哲学」と名づけることも可能で、「応用倫理学」という名称は「応用の応用」という二重の命名に見える。そこの事情を説明しよう。

哲学の中でも社会生活での実践・応用に近い部分を倫理学と呼ぶ、という理解は古くからあった。しかし、古代ギリシアでは森羅万象の学であった哲学が、時代とともに専門分化の波に洗われて、「文学部哲学科で専門に学ぶもの」という一分野の学問とされてしまった。そして二〇世紀中ごろに、多くの学問が専門の殻に閉じこもる「タコツボ化」を起こしたとき、倫理学もまた「倫理学のための倫理学」という様相を呈してしまった。つまり、倫理学者どうしの内輪の議論に埋没し、倫理の命題をめぐる立論の整合性や言葉の正確さに関心が集中しがちになった。現実社会との接点を失いかけたのである。

二〇世紀後半、産業技術が発達して医療も進歩し、環境やいのちのあり方を考えねばならない事態が目に見えてきた。技術進歩だけでは解決しないという予感はあって、「現実的問題の解決への指針」を求める声は出てきたのに、倫理学者は内輪の議論ばかりしている……そんな批判が上がり、倫理学者の反省も生まれ、一九七〇年ごろから「現実への指針の議論」として応用倫理学がつくられるようになった。「反省して現実的に」という意識から「応用」を冠するようになったわけだが、むしろ「本来の倫理学に戻った」だけかもしれない。

いろいろな技術進歩の中でも、医療技術は生死を左右するだけに目立つし、実際に臓器移植などの新しい局面が生まれてきた。そこでまずバイオエシックス（これが「生命倫理」とも「生命倫理学」とも和訳されるが、本書では学的体系よりは考え方そのものを主に扱うので、「学」をつけずに表記することが多くなる）なるものが一九七〇年前後のアメリカで登場した。日本でも、まずはアメリカからの輸入学問として始まったが、日本なりの文化や医療の事情を踏まえた独自の進化と深化を遂げて、今日に至っている。

医療・生命の問題とは別に、産業発達が先進国各地に公害問題を引き起こしたのが二〇世紀後半であり、東西冷戦という世界的危機が一応収束するとともに環境危機が地球規模で意識されだしたのが二〇世紀終盤である。ここでもまた、「現実に貢献する応用倫理学」が求められ、一九七〇年代から エンヴァイロンメンタル・エシックス（環境倫理）が欧米で語られるようになった。その後、一九八〇年代からは経済倫理（経営倫理）や技術倫理（工学倫理）、一九九〇年代からは情報倫理と、応用倫理学は多方面に広がっており、日本国内でも研究が進んできている。

医療技術の土台となる生命倫理

医療の進歩は、たしかにめざましい。人工呼吸器や人工透析機は二〇世紀の発明品だし、精子の凍結保存が可能になったのは二〇世紀半ばから、卵子の凍結保存に至ってはほんのここ一〇年のことである。

数十年前なら助からなかったいのちが助かる、子をあきらめるしかなかった人が子を持てる、そんな可能性は医療技術がもたらした福音ではある。しかし、たとえば臓器移植がどんどん発達すると、首から下は全部パーツ交換すればよいという発想が生まれかねないし、少し臓器機能が下がったら取り替えてもらおうとする「依存効果」が健康意識を変えてしまうかもしれない。子どもは男女の愛の結晶ではなく、精子と卵子を提出しての、さらには大人の皮膚細胞を変形させての、工場発注製品になるかもしれない。

技術は、やれることはやってしまおうとする性《さが》をもつ。ある欲望の実現にカネ払いのよい客がつきそうなら、それを商売にするのが自由主義経済である。たとえば筋肉が先天的な異常で衰えていく筋ジストロフィーを治療する方法は、スポーツ選手が体質そのものを遺伝子レベルから増強する方法と地続きにある。副作用のリスクは覚悟すると本人が一度言えば、「自己決定」「自己責任」で何でもやってよいのか。

医学研究は、病気の人を救おう、子をもつ希望を与えよう、とそれなりに誠実な動機で取り組まれてきた。しかし、いのちを救う治療がスポーツで一流になろうとする野望にも使えるとしたら、子をもうける技術が「腹を痛める労苦」を忌避するカップルにもアクセスできるとしたら、どこまで許すかの答えは医学の中にはない。「それ以上やったら人間がおかしくなる」という直感は一方ではあるが、直感がすべて正しいとも限らない。一九七八年に世界初の体外受精児が誕生したときは「試験管ベビー」と呼ばれて奇異な目で見られたが、今の日本では体外受精で生まれる子どもは二パーセントもおり、珍しくなくなった。

倫理とは、人間共同体の習俗であり規範である。直感的に悪いと思われたことが是認されていったり、良いと思われたことが否認されていったりすることはある。それを「世の流れに任せる」という手もないではないが、やはり「考えて気づき、議論して道行きを提言する」ことで弊害を未然に防ぐほうが、より有効なのではないか。哲学は、そして倫理学は、考えることと議論することを「本業」にしてきたし、人間を常にテーマにしてきた。その蓄積を「人の生き死に」という最も生々しい局面に活用することは、社会貢献としても意味がある。そうした思考・議論・提言は、医学研究と医療適用の道しるべとなりうるし、医師が、医学界が、そうした思考をいくらかでも身につけていれば、目先のことと将来のこと、今ここにいる患者と人類、両方を考えたバランスの取れた展望で、有益な仕事ができるかもしれない。そして倫理とは、みんなでつくる「世論」でもあるのだから、多くの人がこうした議論に触れて、それに参加することが、科学技術社会の人間的土台となる。

産業技術の土台となる環境倫理

「医療と生命倫理」として今語ったことは、「産業と環境倫理」としても語れる。産業技術は長足の進歩を遂げ、たしかに物質的豊かさをもたらした。しかしたとえば、二〇一一年三月一一日の東日本大震災とその後の原子力発電所の事故は、人間の技術では対処できないことがあるのだと思い知らせたし、生活環境も労働環境も今まで築いてきたものでよかったのかどうかを問い直す機会となった。ここ二〇年ほど話題となっている地球環境危機は、そもそも産業革命以来の技術進歩は人類を幸せにしているのだろうか、逆に人類の首を絞めているのではないか、という問いかけになっている。

産業技術が追求するのは「より一層の進歩」である。防潮堤が高さ一〇メートルで足りなかったなら二〇メートルにすればよい、原発の予備電源が五つで足りなかったのなら六つ目も七つ目も設ければよい、放射性廃棄物があふれそうなら地下三〇〇メートルに一〇万年間埋めればよい、と言われる。しかし、人間社会を俯瞰する倫理学は、そうした言い分を名解答とはしない。津波の高さと防潮堤がイタチごっこになるのを避けて、「数百年に一度は大津波が来るという前提で人間と自然環境はどう共存できるか」を考える。エネルギー需要に応じるには原発をやめられないという前提を疑って、「その需要が欲望の拡大再生産に乗っかりすぎているのなら、人の欲と幸せを根本から問い直そう」と呼びかける。

産業、生活、自然をどうするのが、長い目で見て人類のためになるのか。さらには、人類のためと言わず他の生き物も含めた地球生態系のためとまで言うべきではないのか。こうした根本での思考を、倫理学は求める。その姿勢が、「技術を操るさらなる技術を開発すればよい」という進歩信仰に反省を迫り、地球温暖化や南北経済格差といった難題にも答えを探す足場になりうる。

実際に世の中でも、利便性より環境対策を重視した商品を選んで買う空気が生まれているし、原発を止める分だけ節電を、と言われれば、多くの人は真剣に工夫している。物欲だけで生きているのではない、という倫理はすでに芽生えているし、この倫理感覚が何よりも現実問題を解決に向かわせている面はある。

やはり、環境問題においても、哲学・倫理からのアプローチは、知的解決のアルファ（土台）であるのかもしれない。そしてオメガ（最終結論）にもなるかもしれない。

第Ⅰ章　生まれることの倫理

1　「中絶するくらいなら避妊しておけよ」では済まない話

人工妊娠中絶の今

人工妊娠中絶（以下、単に「中絶」と呼ぶ）に対する世間のイメージは、「中絶は若者を中心にどんどん増えている。中絶問題は避妊知識もなく性衝動に走る若者の問題だ」というものだろう。そしてその若者の多くの反応は、「そんな若者もいるのだろうが、自分はヘマをしないから、つまり避妊すべきときには避妊するから、中絶問題には関わらなくて済む」というものだろう。

これらの反応には多くの間違いが含まれている。まず統計的事実として、日本の中絶件数は減っており、二〇〇〇年代初頭には年間三十余万件だったのが二〇一〇年代に入って二十余万件となっている。ただし、これを日本人の生命尊重意識の向上と解釈できればよいのだが、そうとは言えない。同じ一〇年間で出生数も年間一五〇万人から年間一〇〇万人あまりに減っているし、そもそも「生殖活動にいそしむ」年齢層の人口が減っている。すべては「自然減」と言える。一方で若者の中絶（妊婦が二〇歳未満のケース）はというと、増える年もあれば減る年もある。年々確実に増えているとは言えない。しかもそれは、全二十余万件のうちの十数パーセントにすぎない。つまり、全中絶の八〇パーセント以上は成人女性によって行われており、しかも正式の夫婦間で「今は子はいらない」「もうこれ以上はいらない」という動機から中絶されている事例が多い。中絶は、成人してからも結婚してからもついてまわる、生涯の問題なのだ。

「要は避妊でしょ」では済んでいない現状

まず、国際環境でいうと、女性に避妊の知識も発言権も与えられていない男尊女卑的な状況にある国は今もたくさんある。避妊具などに物理的にアクセスできない貧困層は世界に多い。日本はというと、いくらか女性の立場が尊重されるようにはなったが、「ボーイフレンドが／夫が嫌がる」という理由と「今日一回くらいは大丈夫だろう」という根拠のない思い込みから、避妊をせずに性交渉して望まない妊娠をするケースは多いと言われる。

腹を痛めるのは女性であり、男性は逃げることも「俺の子とは限らない」ととぼけることもできる。肉体的負担をもっぱら背負うのは女性なのだから、その分余計に精神的に支えようという男性は、そう多くはない。「中絶は女性の権利だ」「産む、産まないは女である私が決める」といった女性解放運動の言説は、ときに過激だと批判されたが、「それくらい言っておかないと男女同権にはたどり着けない」との思いは、理解されるべきかもしれない。

中絶の禁止派、容認派

生命倫理の書としては、ここで一般的に語られる中絶禁止派や容認派の代表的な意見を、三つに分類して確認しておこう。

⑴　禁　止　派……キリスト教（特にカトリック）をはじめとして、「妊娠は神からいのちを授けられたのだから、人為的に葬り去ってはいけない」という中絶禁止思想は、多くの伝統思想にある。強い「絶対禁止派」か、あるいは母親のいのちが危ない場合のみ例外的に中絶を容認する「原則禁止派」が、伝統主義者には多いというわけである。ただし、「いのちを授けられた瞬間」をいつと解釈するかには、幅がある。「受精時」とも「着床時」とも考えられるし、「胎動が神の息吹が吹き込まれた瞬間である」との考えも実際にある。これなら「胎動が始まる前なら中絶可」という解釈も出てくる。

⑵　限定的容認派……伝統思想に「禁止派」が多く見られる一方、近現代には限定的容認の思想が

見られる。「応用倫理学の現代」について語られる際によく取り上げられるのは、トムソン（一九二九—）の論文「人工妊娠中絶の擁護」（一九七一年）である。彼女は、いくつかのたとえ話を使って限定的容認の条件を挙げ、①妊娠初期は殺人ではないので中絶可、②妊婦のいのちが危ないときは自己防衛権として中絶可、③レイプなどによる同意なき妊娠なら中絶可、と論じている。トムソンの論を待たずとも、中絶限定容認法規は二〇世紀中盤からいくつかの国にあり、法律用語では「期限規制」あるいは「適応規制」と呼んでいる。期限規制は中絶容認を期限で区切るもので、トムソン論の①はこれに該当する。適応規制は特殊事情に鑑みて容認するもので、トムソン論の②と③はこれに該当する。日本の現行の母体保護法は、期限規制かつ適応規制で、「妊娠二一週以内であること、かつ母体の健康などの理由があること」（厚生事務次官通知）が中絶容認条件になっている。

(3) 急進的容認派……中絶容認派には、限定条件をほとんどつけず大いに容認する者もいる。彼らを「急進的容認派」と呼んでおこう。有名なのはトゥーリー（一九四一—）の論文「人工妊娠中絶と嬰児殺し」（一九七二年）である。彼は、「生物学的人間」というだけでは生存権はなく「人格（パーソン）を有する人間」のみが生存権をもつ、と主張する。そして「人格」は「自己意識要件」で決まると言い、「その者が経験や他の心的状態の持続的主体としての自我の概念を有し、自らそうした持続的主体と信じている場合」に人格を有すると論じる。そして「自己意識がまだない」ことを根拠に、胎児を中絶すること、さらには嬰児（新生児）を障害などの事情で殺すことを、容認するのである。

この「トゥーリーのパーソン論」はかなり論争を呼んだ（その話は次の節で述べよう）。なお、トゥーリーの論とはまったく別に、フェミニズム（女性権利擁護論）の立場から中絶を大幅に容認すべしという主張があり、これも「急進的容認派」に分類される。こちらのキーワードは「リプロダクティヴ・ライツ」である。直訳すれば「生殖の諸権利」だが、生殖の前にある性交渉も含めて女性の立場を守ろうという主張なので、その意味を込めて「性と生殖に関わる女性の権利」と訳しておこう。

胎児に生存権はあるか

以上、中絶の禁止派、限定的容認派、急進的容認派と見てきたが、「胎児の生存権」を考慮しているものはまずない。禁止派でさえそういう立論ではない。法的にも中絶は、ある時期からは「死亡届」を出す必要はあるが「殺人」の罪には問われない。「胎児に生存権はない。仮にあっても大人たちの事情を上回るものではない」というのが現実である。中絶を「女性の決定権」（より理想的にはパートナー男性と共同の責任ある決断）が左右するとなると、胎児の側には生存権がないことになるのだろうか。

しかしわれわれは他方で、「赤ちゃんにも生まれてくる権利はあるんじゃないか」という感情をもつ。この原始感情とも言える直感は、無視してよいものだろうか。よいとは言えないが、おそらく現実はそこを根拠に動くことはない。法理論としては「胎児の人権」は成り立たないだろうし、「赤ちゃんにも権利がある」と主張する人とて、理屈で主張しているのでなく「かわいそう」という感情がそう言わせている場合が多い。

倫理学として考えても、「胎児の生存権」を論の軸に置くのは得策ではない。それをやり始めると、「女性の決定権」対「胎児の生存権」という争いに見えてきて、「胎児を闇に葬る女性がけしからん」という論調になってしまう。今日の女性権利論は「対胎児」ではなく「対男性社会」で組み立てられてきた。ここに胎児をもちだすことで女性権利論の問題点をあげつらうことは、論点のすり替えになって不公正である。

避妊の文脈で述べたように、妊娠・出産がもっぱら女性の側の問題とされることが、すでに不公平なのだ。おなかにいる赤ちゃんを「殺さ」なければならないかもしれないという葛藤に、そしてその葛藤が起こるのを未然に防げるかどうかに、男性がどう意識をもって関われるかが課題であり、「いのちを育む両方の性」としての倫理の共有が求められるのである。

2　優生思想の現代史が物語るもの

優生思想とは何か

優生思想とは、人間を「優生（優れた生き物）」と「劣生（劣った生き物）」とに分け、「優生を増やし劣生を減らすべき」とする思想である。優生主義とも呼ばれるし、政治に取り入れられると優生政策となる。その優生とは、健康で屈強で知力もあって「国力を高める」人間であり、戦争下では国軍の兵力となる男性、あるいはそんな男性をたくさん産める女性である、とされた。かたや劣生とは、障害を抱えていたり病気がちだったりして医療や福祉の「資源を食いつぶす」ような「国力の足を引っ張る」人間であり、障害者や遺伝病者、そして遺伝病ですらないハンセン病の患者までが、その対象とみなされた。

一九世紀から二〇世紀前半までの帝国主義戦争にあっては、日本を含む多くの列強諸国がこの思想にとりつかれ、国内でも対外的にも、優生政策を大なり小なり実行していた。ナチス・ドイツの、「ゲルマン人の優越、ユダヤ人の排斥」という政策と障害者抹殺計画は、その典型であった。現代の戦争史は優生思想の歴史でもあるのだ。そして、二〇世紀後半から先進諸国が「戦争国家」を改め「福祉国家」を目ざしたとき、優生思想は自己批判され、反省的に克服されてきた、ということになっている。

本当に克服されてきたかどうかを、日本の中絶の現代史と絡めて論じるのは次々項（「日本の優生保護法と母体保護法」）に回すとして、ここでは先に、前節で紹介したパーソン論を検討し、この主張が優生思想のリニューアル版なのか否かを考えたい。

パーソン論は優生思想か

パーソン論は、パーソン（人格）が備わっていてこそ生きる権利があると主張する「強者の論理」であると言える。胎児や新生児を「まだ人格ではない」と闇に葬れる理屈になるし、さらには認知症高齢者や精神障害者を「もう人格ではない」と死に追いやれる理屈にもなる。人格であるか否かを判断するのは「完璧な人格」である「立派な大人」とされるので、「大人のご都合主義であり、弱者切り捨て論になる」と批判する論者は生命倫理学者にも多い。障害児・障害者の排除を正当化する文脈でも使われることから、「二〇世紀世界が克服したはずの優生思想の復活につながる」と警戒する声は確実にある。

ただ、パーソン論イコール新優生思想、と断定するのはおそらく言いすぎだろう。パーソン論は、「障害児と役立たず老人を狙いうちして排除せよ」と強弁しているのではなく、「生物学的ヒトであるか否かが生命尊重の唯一とも言える基準だった議論の場に、人格的ヒトという新しい基準を提起する」のが真意である、というのが公平な評価だろう。「基準そのものを作り直す」という発想をもたらした功績は、認めなければならない。ただし、その新基準がトゥーリーの言うような「人格」で適切かどうかは、別に議論する必要がある。あの「人格」定義は、やはり「強き者」「優れた者」を中心に置き、「そこに到達できない者」を周辺に追いやる機能を果たしてしまい、優生主義者に利用されやすいと思われる。

パーソン論に対しては、「修正パーソン論」も「パーソン論全面批判」もある。前者の代表例はエンゲルハート（一九四一―）の論文「医学における人格の概念」（一九八二年）である。彼は「生物学的ヒトと人格的ヒトとの区別」は受け入れつつも、トゥーリーの言う「厳密な意味での人格」は幅が狭すぎると考え、「社会的な意味での人格」も生存権を持つと論じ、「最小限の社会的相互作用に参加しうる」胎児や新生児を擁護しようとする。後者の代表例は森岡正博（一九五八―）の『生命学への招待』（一九八八年）第九章「パーソン論の射程」である。彼は人格を基準とするのは人格至上主義であると批判し、「他者理論」あるいは「他者関係論」とでも称されるものを提唱する。その骨子は、「パーソンであることと生存権を持つこととはイコールではない」→「自己意識が要件だとすると、植物状態患者も死んだばかりの肉親も人間的配慮からはずされる」→「仮に生存権がないとしても、殺してもよいことにはならない」→「人格よりも、私と他者との代替不可能な人間関係に基礎づける倫理こそ重要である」とまとめられる。「家族となりつつある胎児」や「死にゆく唯一の母親」は、人格かどうかではなく、私にとってかけがえのない他者であるかどうかが重要なのだ、というわけである。

日本の優生保護法と母体保護法

優生思想が現代史のある部分を占めていたのは、日本も例外ではない。第二次世界大戦中の国民優生法は、明らかに富国強兵策の一環だった。そして戦後、人口急増に出産調整で対処する必要が出てきて、一九四八年に優生保護法が制定されたが、これは戦時中の国民優生法に中絶限定容認条項を接ぎ木したような法律だった。本体は「優生」だから、「屈強で有能な者は子をたくさん産め。虚弱な者は産まずに中絶するか、いっそ初めから断種しておけ」と言っているに近かった。ハンセン病患者が、島に隔離・幽閉され、患者どうしがせめてもの幸せを求めて結婚を望んだとき、その条件として断種手術(不妊手術)を強要されたり、できた胎児を中絶させられたりしたのは、この優生保護法が根拠となっている。

この優生思想の法律の「本体」への「接ぎ木」部分に、「一般国民の中絶を限定的に容認する条項」が書き足されたのである。優生保護法は一九九六年まで存在し、世間の理解は「中絶容認の法律」であった。中学や高校の性教育で優生保護法が取り上げられることはあったが、この「本体」部分を現代史の暗部として認識し、指摘できる教師は少なかった。

優生保護法と似たような法律は他国にもあった。たとえばスウェーデンは、一九七六年まで同様の不妊法をもち、障害者や遺伝病者に強制的断種手術を行っていた。しかし日本より二〇年早く法律を改めていること、一九九九年からは不当な断種手術を受けさせられた人に国家賠償を始めていること、ここが日本との違いである。

日本の優生保護法は、「あまりに時代遅れ」という国際世論もあって、一九九六年にやっと母体保護法へと改正された。しかし、「優れた生を保護する(劣った生を切り捨てる)」という法律名を書き換え、「不良な子孫の出生を防止するために」という一行を削除しただけである。中身はさほど変わっていないし、現代史の暗部を自己批判する国会決議も、一万六、五〇〇人と言われる強制断種の被害者への国家謝罪も、なされていない。「母体保護法」という名称にしても、原案は「母性保護法」で、「女に母性を押しつけるな」という女性議員たちの反発に少し譲歩して微修正した結果である。法律名は微修正したが条文には「母性を保護する」と書かれたままであり、「女は母性をもつべきだ」という価値観が残っている。リプロダクティヴ・ライツ／ヘルス（性と生殖に関する女性の権利と健康）という、近年注目される理念にはまったく言及していない。以上のような中途半端ぶりを見ると、これでは二一世紀を担う法律とは言えない。

3　中絶論議の整理と指針

三半期という考え方

中絶は、倫理的に考えて善か悪か。端的には「悪」のほうだろう。生まれようとするいのちを断ち切るのだから。では、絶対悪か必要悪か。中絶禁止派は「絶対悪」と答えるかもしれないが、限定的容認派と急進的容認派は「必要悪」と答えるだろう。現実に中絶は行われているし、アメリカでは中絶を行う医院が強硬な禁止派から爆破テロを受けることがまれにあるとはいえ、世界中で全面禁止の運動が展開されているわけではない。「好ましいことではないが必要な場合は仕方がない」というのが大方の意見だろう。では、どの程度まで中絶は容認されるのか。容認条件を提示する生命倫理論があること、期限規制型と適応規制型の法理論があることはすでに述べたが、これから中絶論議はどこに向かうのか。その整理に役立ちそうなものとして、「三半期論」を取り上げよう。

三半期論が注目され始めたのは、アメリカで中絶をめぐる裁判の判例に取り入れられたころからである。アメリカには保守的なカトリック教徒がいて、上述のように中絶に強硬に反対するテロ行為まで起こるのだが、中絶を行う医院が裁判に訴えられることもある。その判決で「三半期」の考え方から有罪／無罪が語られる事例がある。「三半」だから、妊娠期間を三つの期間に分けて中絶を容認するかどうかを論じるわけである。

第一・三半期（以下、単に第一期と表記する）は、妊娠初期で、標準的な妊娠期間四〇週のうち一二週あたりまでを想定している。この期間を、「期限規制」のみで、つまり適応規制が要求する特殊事情（これを「適応事由」と呼ぶ）はなくても中絶できる期間とする。次の第二・三半期（以下、第二期と表記）は、妊娠中期で、一三週あたりから二一週あたりまでを想定している。この期間を、「適応規制」に従って、つまりその社会が認める適応事由にかなえば中絶できる期間とする。最後の第三・三半期（以下、第三期と表記）は、妊娠後期で、二二週あたりからを想定している。この期間を、原則的に中絶できない期間とする。

いわば、第一期は理由を説明しなくても「自由に」中絶できる期間、第二期は社会が認めてくれるような理由を医師に説明できれば中絶できる期間、第三期は原則禁止の期間である。ちなみに現在の日本の母体保護法は、第一期を独立しては認めておらず、どんな早い時期でも理由説明は必要とされている。ただし、日本では適応事由に「経済条項」（経済的な理由があるなら、より正確に言うと、経済的事情が母体の健康を危うくするなら、中絶してよいとする条項）が入っているので、中絶に甘い、寛大すぎる、とも見られている。出生数が年間二七〇〜二八〇万人だったベビーブーム期（一九四七〜四九年）には、中絶も年間一〇〇万件あっただろうと推計されており、日本が戦後の急速な経済復興に成功したのは「中絶天国」となって急激な人口爆発を防げたおかげだ、という説もある。

三半期論の論争点

さて、論議を呼びそうな点をいくつか挙げる。

(1)　第一期を独立して認めるべきだろうか。「そんな〝自由〟は無責任だ。妊娠したら初期に中絶すればいいという安易な性交渉が増える」という反対論はある。他方、「レイプなど誰にも知られたくない理由もある。本人が悩んで決めたことなら理由を聞かずに中絶に応じる期間はあったほうがいい」という賛成論もある。

(2)　第二期の適応事由の中身は誰がどう決めるのだろうか。たとえば「経済条項」について。「これが幅広く使われすぎるから日本は中絶天国という不名誉なレッテルを貼られるのだ」という経済条項廃止の意見がある。他方、「無責任な男のせいで妊婦が一人で取り残された場合を考えると、経済的理由は女にとって自分を守るために必要だ」という経済条項存続の意見もある。また、第一期賛成論者の中には、「適応〝事由〟で縛らず、すべて〝自由〟にしよう」と言う者も出てくるだろう。

(3) 第三期は原則として中絶禁止と言うが、「原則」と言うからには、中絶を容認する「例外」も想定していることになる。その例外とは何か。よく挙げられるのは、母体の重大な危険であり、胎児の重度の障害である。しかしこれらは、第二期の適応事由で挙げられる典型的なものでもある。第三期の「例外」と第二期の適応事由が似てくれば、第二期と第三期を分ける必要性は薄れてしまう。

(4) 第一期、第二期、第三期がそれぞれ独立に存在することを仮に認めるとして、その境目は一二週あたり、二二週あたりでよいのだろうか。中絶容認論者なら、境目が後ろにずれることを求めるかもしれないし、禁止に近い慎重論者なら、境目が前にずれることを求めるかもしれない。そもそも二二週という境目は、「母体外生存可能性」の発生時点と想定して決められたようだが、医療技術が発達すればそれは早まるだろうし、「人工子宮」が開発されればその想定は意味をもたなくなる。境目は時代とともにずれていくのだろうか。

以上のように、三半期論を唱えたからといって中絶論議が収束するわけではない。しかし、こうして論議のポイントが見えてくること自体が、何を考えるべきかの整理に役立つのだ、とも言える。

現実的な行動指針

中絶をどこまで容認するかの論議は、多数者の意見の一致を見いだしにくい。宗教的伝統を背負って発言する者はなおさら、自説を譲らないだろう。

そこで、である。倫理学は実践的・応用的な哲学であり、ましてや生命倫理は「応用倫理学」の中では四〇年以上という最も長い歴史を有する。原則論を述べて両論併記で終わるだけでなく、現実的な行動指針を提起することもまた、倫理学の使命であろう。ここに三つの指針を提起したい。

(1)　中絶を減らすための環境を整備する。中絶容認派とて、中絶を増やしたいと言っているのではなく、事情があるのなら容認しようと言っているにすぎないのだから。国際社会として、避妊教育、特に女性への教育を向上させる。物理的にも避妊手段に手が届くようにする。また、レイプが中絶を余儀なくさせる原因の一つだとしたら、そのような性犯罪を減らす方策を進める。さらにまた、貧困が中絶の理由になるのだとしたら、子育てへの経済支援を充実させる。これらが環境整備になる。どれもすぐにできるわけではないが、目ざす方向はみんなで確認できるはずだ。

(2)　中絶しようかと迷い悩む人には相談窓口が、中絶したことで心に傷を負った人にはアフターケアのカウンセリングが、あってほしい。専門の医師や看護師、ソーシャルワーカーやカウンセラーが養成され、広く各地域に配置されることを望む。熊本市の慈恵病院が運営している「こうのとりのゆりかご」は、俗に「赤ちゃんポスト」と呼ばれ、捨て子を預かるばかりの機関と見られる向きもあるが、実は妊娠女性への中絶を含む相談にも手を尽くしている。

(3) 中絶を女性の問題とせず、男女共同問題と考えることを常識としていく。「男が逃げたときのための女の中絶決定権」というのは、本当はおかしいし、男の一方的都合で産むのをやめさせられたり、逆に産むことを強制されたり、というのもおかしい。男女差別を解消していく教育や情報のあり方をもっと考えるべきだろう。

4 障害児なら堕ろす?——出生前診断という岐路

出生前診断とは

今まで論じてきたのは、そのほとんどが「一般的中絶」である。それとは別に、「選択的中絶」の問題がある。こちらは、経済的に苦しいから(法律上の正しい理屈としては、経済的事情が母体の健康被害につながりかねないから)中絶を認めてくれ、という話ではなくて、胎児の健康状態を調べ障害や病気がないかを見極めて「親の意に沿わない」子なら選り分けて中絶する、という話である。いわば、「子どもの顔色を見てから、産んでよい子、産まないほうがよい子を選別する」のである。ある人に言わせれば「合理的な選択」であり、またある人に言わせれば「許されない、いのちの差別」である。

母体保護法に「胎児条項」(障害を理由に胎児の中絶を容認する条項)は入っていないが、「経済条項」を拡大解釈することで（障害児を育てるのは経済的に無理、と事情説明できれば）、選択的中絶はできてしまう。

この選択的中絶を可能にするのが、出生前診断である。妊娠四〇週間のどこかで、胎児の健康状態を調べるのである。「しゅっせいぜんしんだん」が専門家の間での一般的な読み方だが、ニュースキャスターなどは、耳で聞いたときのわかりやすさへの配慮からか、「しゅっしょうまえしんだん」と発音している。「出生前検査」という言葉も同義で使われている。

ではまず、出生前診断の技術一覧から入ろう。

(1)　超音波診断……俗に「エコー」と呼ばれる。超音波を当てて胎児の画像写真を撮る。姿形から外形的障害を見つけることが可能で、最近は内臓欠陥もわかることがある。しかし発見と呼ぶには不正確なところが多い。妊娠五～六週から始めることもでき、定期検診に取り入れられやすいし、「毎週の赤ちゃんの写真」を励みにする親もいる。ただし、超音波を当てすぎることの長期的な悪影響が皆無とは言い切れないし、いつもチェックして一喜一憂するのが精神衛生によいかどうかは疑問が残る。

(2)　羊水診断……腹部に注射針を刺して子宮の羊水を採取し、そこに混じっている胎児細胞を培養して分析する。妊娠一五～一八週に行われ、染色体異常や遺伝子異常を調べることで、ダウン症などについては「確定診断」の役割を果たす。選択的中絶への「決定打」に利用されやすい。そして、針を刺すわけだから、流産の危険性が〇・三〜一・〇パーセントある。

(3) 絨毛診断……膣から鉗子《かんし》を入れて胎盤絨毛の一部を切り取り、そこに付着した胎児細胞を培養して分析する。妊娠九〜一二週と、羊水診断より早期にできるが、誤診の可能性があり、流産の危険性は四パーセントと高い。最近は、「やるなら絨毛診断は省略していきなり羊水診断」という人が増えている。

(4) 胎児採血……胎児と母親をつなぐ臍帯《さいたい》(つまりへその緒)から針で血を採る、いわば赤ちゃんの血液検査である。流産の危険性はあるし、妊娠二〇週以降という遅い時期に調べるので、仮に選択的中絶を母体保護法の例外規定で行うとしても、身体的・精神的負担は大きくなる。

(5) 母体血清マーカーテスト……妊婦の腕から採血し、胎児に由来するタンパク質などの異常を調べる。初期は指標となるタンパク質一つだけのシングルマーカーで調べていたが、その他ホルモンなどの指標を重ね合わせて調べるようになり、ダブルマーカー、トリプルマーカーの時代を経て、今は四つの指標によるクワトロマーカーテストが行われている。妊娠一五週あたりから可能で、ダウン症や二分脊椎症の確率が予想できる。ただしあくまで「確率」であって、当たり外れは大きい。「手軽だから受けてみよう」と思った妊婦が、診断結果から不安を増幅させて、予定していなかった羊水診断まで「深みにはまっていく」というケースもある。

出生前診断をめぐる論争

今見たように、(5)の母体血清マーカーテスト（以下、短く「母体血検査」と呼ぶ）の登場は、人々の妊娠プロセスに与える影響が大きかった。一九九〇年代半ばにこれが広まり、「腕からの採血なら簡単だし危険はない。一万円くらいで済むなら安心料。一応、念のために受けておこう」と考える人はけっこういたし、検査会社と医院の収入源にもなった。七〇年代に始まった羊水診断だけの時代なら、遺伝病などによほどの心配がある人だけが出生前診断を受けていたのだが、今や大衆化したのである。「安心」「念のため」の精神構造は、倫理的に問われねばならないが。

この母体血検査の広まりに対して、障害者団体や一部の医師から危惧する声が上がった。「障害者は生まれてくるなと言っているようなものだ」、「優生思想の復活につながる」といった声である。ダウン症児親の会・支援組織などが、「私たちはこうして生きている。苦労はあるけど決して不幸じゃない。中絶へと導く情報じゃなく共に生きるための情報こそ広めようよ」と訴えるパンフレットを出した。

出生前診断推進派の医師もいる。「障害児だと早めにわかっていれば、親は心の準備ができるし、産み育てるための情報収集もできる」というのがその代表的な意見だ。しかし別の医師はこう反論する。「そんな意見は建前にすぎない。統計調査では、母体血検査でハイリスクと言われた妊婦の多くが羊水診断まで進み、ダウン症だとわかると九五パーセントは中絶している。産み育てる準備にはなっていない。」

こうした論争を経て一九九九年、厚生省（今の厚生労働省）の専門委員会は、出生前診断、特に母体血検査について、「医師は妊婦に積極的に知らせる必要はなく、勧めるべきでない」という見解を出した。この効果もあったのか、出生前診断受診者数が毎年うなぎのぼりで増えている、というほどではない。しかし世は、少子化であり晩婚化である。高齢出産は障害児の確率が高くなる。ネット情報は飛び交っている。「生涯に一人か二人しか産まないなら、あらゆる手を使って〝完璧な子〟を」という思いは、出てくるのかもしれない。

新段階に来た出生前診断

さて、時代は良くも悪くも前に進む。技術はやれることはやってしまおうとするし、問題点を指摘されればそこを向上させようとする。出生前診断もまた然り、である。出生前診断のここほんの数年の新段階を二点、指摘する。

一点目。超音波診断（エコー）が長足の進歩を遂げた。昔は、何となく赤ちゃんの形がわかるという程度だったが、今は精緻になり、内臓疾患やちょっとした「異常」も見つけてしまう。これまでエコーは、「赤ちゃんの写真を見てウキウキするためのもの。出生前診断のうちに入らない」という理解もあったが、今や「立派な」つまり「選択的中絶に直結しうる」出生前診断なのである。

最近、エコー写真で胎児の首の後ろに腫れを見つけてダウン症を察知する、という診断が行われている。ダウン症への忌避感情が強い医師なら（妊婦、カップルの側に忌避感情ありと先走りしているからかもしれないが）、「ダウン症だと思いますよ。今のうちに中絶して来年〝産み直し〟してはどうですか」などと言ったりする。そのカップルが、じっくり考えて別の専門医に診てもらったら、ダウン症というのは誤診だったとか、その可能性はあると言われたが覚悟を決めて産んだらダウン症児ではなかったとか、やはりダウン症児だったがその専門医の支援もあってしっかり育てているとか、いくつかの事例を見聞きしている。いったい誰が、「ダウン症児の早期発見、早期中絶」を主張しているのだろうか。

二点目。「新型出生前診断」が話題になっている。二〇一一年にアメリカで開発され、翌一二年春には日本のマスコミでも大きく取り上げられた。「無侵襲的出生前遺伝学的検査」と名づけられ、頭文字からＮＩＰＴと呼ばれる。妊婦の腕から血を採るだけなのは母体血検査と同じだが、その後ＤＮＡ検査まで行うところが違う。妊婦に由来するＤＮＡ断片と胎児に由来するＤＮＡ断片が混在していても、ある方法で調べると胎児の障害、具体的にはダウン症をはじめとする三種類の染色体異常を九九パーセントの精度で当ててしまうと宣伝され、驚きと恐れをもって「黒船襲来」とも言われた。

二〇一二年の夏から秋にかけて、日本の医学者や倫理学者がこの診断データを丁寧に検証した。この「九九パーセント」というのは、どうやら都合のよい母集団のみによる誇大広告であって、公平に見ると五〇パーセント程度らしいということがわかってきた。それでもインパクトは強い。これまで、出生前診断を（それに付随する選択的中絶を）批判する人たちは、「母体血検査は無侵襲で済むけれど、ひどく不正確ですよ。羊水診断は精度は高いけれど、侵襲的で流産まで引き起こしかねませんよ。どちらにも手を出さないことをお勧めします」と語ってきた。そこで技術追求派は、「ならば侵襲度は低くて精度は高いものを作ればいいんだろう」と来たわけである。「敵もさるもの」といったところか。日本の医学界は、「新型出生前診断が障害者排除をあおり立てないように、適切な遺伝カウンセリングのできる医療機関に限定して、慎重に実施する」という姿勢を取っており、二〇一三年春から全国二〇カ所程度の医療機関でこの診断を開始している。

そうはいっても、世は市場経済である。国際社会である。約二一万円と言われる費用は、従来の母体血検査の二〇倍だが、それでも「〝完璧な子〟願望」は供給に見合う需要を運んでくるだろう。日本の医療機関がある種の良識を保持して慎重姿勢を取り続けても、「カウンセリングを受けろなどと小うるさいことを言われるのなら、アメリカに渡ってさっさと済ませてしまおう」と思ってしまうカップルはいるだろう。ここで「倫理」は何を訴えられるのだろうか。医療技術の岐路は、生まれることをめぐる倫理の岐路でもある。

第2章　生まれ方を操作することの倫理

1　「子が生まれる」時代から「子を作る」時代へ

「生殖補助医療」と呼ばれる人工生殖

自然妊娠ができない場合に用いられる体外受精などの人工生殖の諸技術を、医学者たちは「生殖補助医療」あるいは「生殖補助技術」と呼ぶ。「補助」しているのは良いことであって、「人工」的なことをしていると強調されるのは人聞きが悪い、という思いがそこにはあるのだろうか。しかし、自然なままでは子ができないから人工的技術が介入するわけで、「人工生殖」という呼称は中立的なものと言える。

現在、子を望んで普通に性交渉を続けているのに一年以上経っても子ができない「不妊」カップルは、一〇組に一組はいる、いや最近は一〇組に二組に及ぶかもしれない、と言われる。そんな不妊カップル（法律婚の夫婦とは限らない。ただし以下では文章簡略化のために「夫婦」「夫」「妻」という言葉を用いる）にとって、人工生殖技術は福音となりうるが、さまざまな問題をもともなう。まずは技術一覧を列挙しよう。

(A)　人工授精

自然な性交渉がうまくできないＥＤ（勃起障害）など、夫側の原因で子ができない場合にまず試みられる。別の形で採取した精液を凍結保存し、妻の排卵期に合わせて解凍して人工的に膣内に注入する。(ア)夫の精子を使う場合、(イ)ドナーつまり提供者の精子を使う場合、の二つがある。(ア)の人工授精を「ＡＩＨ」と呼び、精子の濃度が低いときは濃縮して注入する。(イ)の人工授精を「ＡＩＤ」と呼び、夫が無精子症である、夫の遺伝病を受け継がせたくない、といった事情で行うケースがある。

(B)　体外受精

卵子も精子も体外に出して受精卵を作り、それが細胞分裂を始めた「胚」になってから子宮に移植する。厳密には「体外受精・胚移植」とセットで呼称される。排卵誘発剤を使い、多数の卵子をかつては腹腔鏡手術で、最近はたいてい膣経由で、まずは体外に取り出すわけだが、これには大きな身体的負担がかかる。卵管閉塞など、妻側に不妊の原因がある場合がまず考えられるが、(A)を何度か試みても妊娠しない場合、すぐに(B)に切り替えられる場合も多い。

夫の精子が少なかったり不活発だったりするときには、受精成功に近づけるために「顕微授精」が行われる。精子と卵子を試験管の中で混ぜ合わせて受精卵ができるのを待つのではなく、顕微鏡で見ながら精子を卵子に「くっつける」のである。その顕微授精の中でも、最近は特にICSI（イクシー、卵細胞質内精子注入法）が行われることが増えている。一個の精子を強制的に卵子の真ん中に差し込むので、「胚」にまでたどり着ける可能性は高くなる。

一般的な体外受精では、(ア)すなわち夫の精子では受精卵ができないなら、(イ)すなわちドナー精子に頼ることになる。しかし、ICSIが広く用いられるようになった今日では、「乏精子症」でも少しの精子を取れれば、さらには「無精子症」でも精巣の奥から精子を取ってくれれば受精卵を作れる可能性があるので、(イ)に頼らずに済むケースが増えている。

(C)　卵子提供

卵巣摘出などで妻の卵子が採取できない場合、別の女性の卵子をもらって妻が妊娠出産する。人工授精的な方法、つまり別の女性に人工授精して「洗浄法」で受精卵を取り出してから妻に移植する場合と、体外受精的な方法、つまり別の女性に卵子を体外に出してもらってから受精させて妻に移植する場合とがありうるが、後者が圧倒的に多い。精子については、まずは(ア)が考えられるが、それが無理ならば(イ)となる。

(イ)となるなら、つまり卵子ドナーのみならず精子ドナーも必要となるなら、初めから「受精卵提供」という手も考えられる。実際によくあるケースは、不妊治療で通院していたがうまくいかない夫婦が、同時期に同じ医院に通っていてすでに妊娠に成功した夫婦の「余剰胚」を回してもらう、というものである。

(D) 代理出産

妻が卵子は出せるが子宮や内臓に問題があって妊娠は困難な場合、妊娠出産を別の女性に任せる。「借り腹」「貸し腹」という表現が医学書にもあるが、「腹の貸し借り」という表現が双方の女性を、そしてこの営みをおとしめる響きをもつので、「代理出産」あるいは「代理懐胎」と呼ぶようになってきた。これにもやはり人工授精的な方法と体外受精的な方法がありうる。精子についても、まずは(ア)が、無理なら(イ)が考えられる。

この代理出産者となる女性を「ホストマザー」と呼ぶ。「マザー」とついているので次に紹介する代理母と混同しやすく、マスコミ報道でも「代理母出産」などと見出しに表記していて、どちらのことを言っているのかわかりにくいケースがあるが、本書ではこの「代理出産」と次の「代理母」を明確に分けておく。

(E) 代理母（「だいりはは」でも「だいりぼ」でも可）

妻が、卵巣と子宮の同時摘出などで卵子も出せず妊娠も不可能という場合、すべてを別の女性に頼む。一人の女性に人工授精して出産まで任せるのが普通である。この代理母を「サロゲートマザー」と呼ぶ。医療技術としては、先の(C)や(D)のように卵子あるいは受精卵を体外に出す必要がないので「より高度な技術」とは言えないが、「卵子も腹も」他人に頼るという意味では「より遠い親子関係」になる子づくりと言える。精子についてはやはり、まずは(ア)、無理なら(イ)となる。

なお、サロゲートマザーを一人の女性に依頼する場合とは別に、卵子提供者とホストマザーを二人別々の女性に依頼する場合もある。「卵子も腹も」別の女性に頼みたい白人夫婦が、卵子は白人のものを求めて提供者を見つけたが、四〇週に及ぶ妊娠の引き受け手は黒人女性しか見つけられなかった、というケースが考えられる。

その他の人工生殖技術

以上の(A)から(E)とは別に、特殊な技術を二つ挙げておこう。

まずは「卵子若返り法」。男性の精子は日々新たに製造されるが、女性の卵子は生まれたときの卵母細胞が育って出てくるので年齢とともに老化する。その老化は細胞質で起こるので、卵子の核は自分のものを残して細胞質だけ若い女性の卵子から補うという方法である。歴史の浅い技術で、安全性は確認されていない。遺伝子の大部分は核にあるとはいえ、細胞質のミトコンドリアにもわずかに遺伝子は含まれているから、二人の女性の遺伝子が混ざり合ったときの影響が不安視される。

次に「卵子の凍結保存」。精子の凍結保存は一九五〇年ごろから、受精卵の凍結保存は一九八〇年ごろから実用化されていた。しかし未受精の卵子だけは難しく、一九九〇年ごろにやっと成功したが成功率はまだ低いので一般化しておらず、解凍後の卵子でうまく妊娠できる保証はまだない。とはいえ、可能性は出てきたわけで、先の「卵子は老化する」という話からすれば、「三〇歳代までは仕事に専念して、四〇歳になってから、二五歳のときに凍結保存しておいた卵子で赤ちゃんを産もう」という人生設計を考える人も、これからは出てくるかもしれない。ただし、今の日本の医学界が卵子凍結を認めているのは、卵巣ガンなどで摘出手術や放射線治療の必要があって治療後は卵子を出せなくなりそうな若い女性が、今のうちにぜひにと望むなら、といった医学的適応のケースのみである。

2 「子を作る」技術について回る諸問題

体外受精の周辺

人工生殖にはいろいろな問題がついて回る。安全性などの技術的問題はだんだんクリアされていくかもしれないが、倫理面などの問題は簡単に解決されない。

まず、前記(A)から(E)のうち、今の日本で一番多く実施されているのは体外受精（年間一〇〇万人の出生数のうち二万人は体外受精児）なので、この周辺に浮上する問題を三点挙げよう。

第一に、夫婦、特に女性にかかる負担が大きい。排卵誘発剤は体調を崩すし、採卵は腹腔鏡手術から膣経由方式に変わりつつあるとはいえまだ苦痛をともなう。妊娠成功率が二〇～三〇パーセントと低いので、何度もやり直さねばならない人が多い。一回あたり三〇万～五〇万円（保険適用外）という経済負担も大変だし、「失敗」が続くと精神的にも追い詰められる。「原因者」と見られる妻がある いは夫が、「自分はダメ人間」と思ってしまうケースはよくあるし、「子ができてこそ一人前の夫婦なのに」と自分たちを責める夫婦もいる。

第二に、「多胎」の場合の「減数手術（減胎手術）」という悩ましい問題がある。成功率を上げるために受精卵を五個くらい移植すると、思った以上に「成功」して四つ子や五つ子が子宮内にひしめき合う場合がある。超未熟児の「全滅」を避けるために、一人か二人を残して「殺す子」を選ぶという皮肉な悲劇、これが減数手術である。日本の医学界はこの事態を恐れて「一回の移植は三個まで」としてきたが、このガイドラインが守られていたとは限らないし、三つ子でも安全とは言えない。最近はさらに厳しく「一回で一個ずつ」としているが、高齢出産で「あとがない」場合は二個以上も許しているのが実情である。

第三に、「余剰胚」の扱いが難しい。体外受精では、負担が大きい採卵の回数を減らすために、一度で多数（たとえば一〇個）の受精卵を作っておくのが常識になっている。「今月二個移植して、仮に着床・妊娠に至らなくても、凍結保存してある残り八個から来月二個を解凍して再チャレンジしよう」などと考えるからである。そしてもし来月に成功したら、まだ残っている六個は「余剰胚」と呼ばれる。余剰だからといって廃棄するのも少し心が痛む。そこで、そうした「余剰胚」は他の不妊夫婦への受精卵提供に転用されうるし、医学者は研究材料に転用させてもらうことを望む。しかしどちらの場合でも、持ち主の夫婦にしてみれば、「わが子」を里子や人体実験に差し出しているような気分になるかもしれない。ここで少なくとも必要なのは、この夫婦に転用を断る自由が保障されていることであろう。「お世話になった医師」が転用を勧めるのは、夫婦にとって義理があって断りにくいので、控えるべきであろう。

つながりが欠けて始まると……

前記それぞれの(イ)では、子は育てる父と遺伝的つながりが欠けている。(C)・(E)では、育てる母と遺伝的つながりが欠けている。両方が重なると、あるいは受精卵提供だと、両親とも遺伝的つながりがないことになる。また、(D)では、遺伝的にはつながっていても「腹を痛めたわが子」というつながり感は持てない。

それは承知のうえのはずなのだが、人は年月とともに変わる。決意して始めたことでも、次第に感情は揺らぐ。ＡＩＤ児をいつくしむ妻を見て「まるで妻が他の男と浮気して子を作ってきたかのような嫉妬心を抑えきれない」とインタビューに答える男性がいた。「私に似てこないのは別人の卵子だから」と過剰反応する女性もいるだろう。代理出産なら遺伝子は受け継いでいるが、そのことを知っている親族が「所詮あんたは腹を痛めていないからね」と何かにつけて皮肉を言うかもしれないし、言われなくても母親自身が負い目を感じ続けるかもしれない。これらの葛藤は、子育てへの悪影響を、そして子から親への不信感を生みやすい。

普通でも親子はいくつかの壁にぶつかる。人工生殖だったことが、その壁を一層分厚く思わせる可能性はある。いっそ純然たる養子なら割り切れることが、人工生殖だとかえって割り切れないかもしれない。子どもが欲しい一心のときに、五年後、一〇年後を見通した覚悟を持てているだろうか。さらに言うと、不妊治療に手を貸す医療者の側に責任は一切ないのだろうか。先を予測しながらの助言、ときには子をもつことにこだわらないという示唆、これらはまったく余計なお節介なのだろうか。そこまで視野に入れて不妊相談に応じることも、医師の職業倫理に入ってくるのではないか。

「ドナーの匿名性」か「子の知る権利」か

精子ドナーや卵子ドナーがいる場合、その氏名などの個人情報は提供される側に対して秘匿するのが、日本を含むほとんどの国で常識とされていた。ドナーの姿がちらつくのは家族の一体感には邪魔だし、あとでドナーと奇妙な親権問題や相続問題が発生しても困るし、「知らないままが幸せ」な場合もある、というのが理由だった。

ところが二〇世紀末ごろから、何かにつけて「知る権利」が強調されだした。遺伝子情報解読もDNA鑑定も話題になる。「どんな生まれ方をしたか、出自を知るのも権利だし、アイデンティティ確立の要素だ」「受け継いだ遺伝子を知っておくのは健康管理に必要だ」「同じドナーから生まれた男女が知らずに恋に落ちたら近親相姦になるじゃないか」といった意見が強まってきた。さてどうすべきか。

「子は一定年齢に達したら、ドナーを個人特定できるところまですべての情報を知る権利を持つ」と定めた国もある。日本でも、厚生労働省の審議会が二〇〇三年に「子が一五歳を過ぎたらドナー個人情報開示を請求する権利を認める」という案をまとめているが、一〇年経っても国会で法案として審議されるには至っていない。

今後は少なくとも、ドナー情報を管理しておく医療情報センターのような機関は必要だろう。遺伝子レベルでの診断・治療でその情報が役立つかもしれないからだ。問題は子に知らせるかどうかである。いつ、どこまで知らせるのか。ドナーに会いに行くことまで許すのか。たとえば出自にまったく疑問を感じていない子に「実はあなたは……」と誰がいつ口火を切るのか。親たちへのアンケート調査では、「できれば子には一生黙っておきたい」という返答が圧倒的に多いという。もし子が疑問を感じずに育っていくなら何も知らせずにおこう、という意見もあるだろう。他方、情報開示の法律ができたとしても「あなたは情報請求権利者ですよ」という第一段階の告知をしてもらわないと、開示請求するかどうかの意思決定すらできないのだから最小限の告知は必要だ、という意見もあるだろう。

ドナー側はどう思うだろう。「大まかなプロフィール開示までは許すが、氏名や住所まで知られて一五年後に突然会いに来られても困る。そうなる可能性があるならドナーにならない」という人は多いだろう。実際、「情報全面開示」に方針転換した国では、ドナーのなり手が減っているそうだ。子の福祉を重視する趨勢からすれば、これからは多くの国がドナー減少を覚悟してでも情報開示の方向に向かうのだろうか。そうなったとしても、これまで匿名ならばという約束でドナーになった人はどうなるのか。大人には、「来年からドナーになる人は知られる前提で」と通達できるが、子にしてみれば、「今年までに生まれた者には情報請求権がなく、来年から生まれる者にはある」というのは不平等だろう。ここまで来ると、「大人の事情と子どもの福祉の両立」は不可能になる。「子に罪はない」のなら、折れるべきは大人のほう、となりそうである。

「別の女性」が関わってくると……

先に整理した(C)・(D)・(E)では、別の女性が大きく関与する。精子ドナーでも別の男性が関与するが、マスターベーションで精液を採って一万五、〇〇〇円ほどと引き換えに医師に差し出すのは、犠牲を払うどころか手軽な小遣い稼ぎですらある。ところが女性の場合は、卵子採取は肉体的に大変だし、妊娠・出産となれば一〇カ月がかりの命懸けとなる。そこで(C)なら数十万円以上の報酬は当然、となりやすいし、(D)や(E)なら数百万円、という話になる。こうしてお金が絡んでくると「商売」が入ってきて、社会の倫理として受け入れがたい事態が生じてくるだろう。

ならば、「報酬は禁止で最低限の費用のみ認める」とすればよいのか。これも微妙である。代理出産者が「仕事を休んだ間の所得を補償してくれ」と言ったら、それは必要経費なのか。身体的負担を背負って卵子を提供してくれる人に「危険手当くらい出そうか」となったらどうか。「報酬」と「費用」の区別は難しい。

それなら、「完全に無報酬。費用名目でもダメ」としてみよう。すると、姉妹などの近しい者しか協力者はいなくなり、多くの夫婦は断念するしかなくなる。それにそもそも、姉妹などが卵子提供者や代理出産者になると、「伯母／叔母さんのようなお母さんのような人」が近くにいることになり、子をめぐる奇妙な血縁関係や親子関係が一生続いて、かえって好ましくないかもしれない。

また、(D)・(E)では、協力者女性が妊娠中に「母性に目覚めて」子の引き渡しを拒否することがありうる。有名なのは一九八六年のアメリカの「ベビーM事件」である。依頼主夫婦から人工授精を受けた代理母女性が、「報酬金は返上するから契約を破棄してわが子として育てたい」と言い出したのである。これは裁判となり、「親権は依頼主のもの、代理母には面会権のみ認める」という判決になった。逆に、依頼主側が子の引き取りを拒否することもありうる。双子で未熟児だったからとか、障害児だったからとか、生まれた時点で依頼主夫婦が離婚していたから、といったことが理由とされる。諸外国のトラブルの事例を見ていると、また予測されるやっかいな事態を考えると、相当に完成度の高いガイドラインを作ってからでないと、これらは認めるべきではないと思われる。

3　「不妊への福音」が持つ落とし穴

子づくりが商売になる？

人工生殖は、子ができない夫婦に対して生殖を補助する技術を提供するものであり、不妊に悩む夫婦には福音となる、という話になっている。しかし、前述のような問題点が挙げられるし、かえってその技術が新しい「ひずみ」を誘発しかねない。個々の夫婦にとっても、社会全体にとっても、ある種の落とし穴に引きずり込まれる危険性がある。いくつか考えてみよう。

まず、たった今述べた「別の女性……」の話をもう少し突き詰めていこう。出産の「商業化」については、すでに対処の例がある。たとえばイギリスは、代理出産を認めているが「有償」でのそれは禁じている。ところが「費用」や「休業期間の所得補償」は認めており、日本円換算で二〇〇万円くらいになることもあるという。かたやアメリカは、自由な商売を認めている州もあり、代理出産の「報酬」がやはり二〇〇万円くらい。つまり、イギリスもアメリカも名目は違っても金額は同じようなものなのである。

この程度の「商売」は現実に行われている。売るほうも買うほうも、国境を越えて動く。ここに斡旋業者が介在して「安産実績」を売り物にしたりすると、今以上に商業主義に絡め取られていくだろう。その国の経済水準によっては、「安上がり」で済む国もあり、そこに目をつける者もいるだろう。逆に、何らかの「付加価値」をつけて高値で売ろうとする者、裕福ならそちらをこそ買おうとする者もいるだろう。こうして、卵子も子宮も商品化されていきかねない。ネット上で売り込み情報も買い取り情報も飛び交いそうだ。

無報酬ならOKか

そこで、「完全に無報酬とすべきだ」という考えが出てくる。実際、韓国は二〇〇五年施行の生命倫理法のおかげで、それまで横行していた卵子提供や代理出産の「商売」（購買客は主に日本人）がほぼ消滅した。ただし、その購買客たちは今、インドなど他のアジア諸国に向かっているのだが。

そもそも日本国内では今のところ、卵子提供も代理出産も代理母も、金銭抜きであっても公には認められていない（体外受精でさえドナー精子を用いるものは認められていない）。産科婦人科学会が自主規制の会告を出しているからだ。とはいえ会告にすぎないから、やってしまう医師がいても、法律で処罰はされない。学会を除名されたところで、医師免許を剥奪されるわけではない。会告無視の「強行」事例はある。不妊女性の姉妹あるいは夫側の姉妹を卵子提供者や代理出産者にしたというもので、「姉妹愛」に基づき無報酬で行ったとのことである。

この「強行」した医師は、「無報酬」というところに自分なりの筋を通しているのだが、その「筋」は次にどこへ進んだか。適当な姉妹がいなかったとき、子を産めない妻の母親を代理出産者にする、という道に進んだのである。六〇歳近くの、すでに閉経している女性で、出産はとても危険である。当の女性は「娘に赤ちゃんを授けるためなら私は死んでもいい」と言ったかもしれないが、それを医師が引き受けてよいものだろうか。それに、「おばあちゃんが孫を産んだ」という事実を、この家族は、特にこの子は、五年後、一〇年後にどう受け止めるのだろうか。

考えてみると、代理出産にもそして卵子提供にも、問題点はぬぐい去れない。無報酬を原則にしたとして、「姉妹はいない。六〇歳の母親に無理はさせられない。そこで親友に頼みました」との申し出があっても、医師にはそれが「本当の親友」なのか「裏金で雇われただけの女性」なのかはわからない。そもそも姉妹であっても（親友でも）、こんな負担の大きな協力をしなければならないという義務はない。「姉妹愛の美談だ」という表現が幅を利かせすぎると、「子どもがいなくてもいいじゃない」と慰め説得する姉妹は薄情だ、ということになってしまう。

「不妊は治療すべき」なのか

卵子提供や代理出産まで行かなくても、一般化しつつある体外受精でも、その「不妊への福音」は、周囲からの無言の圧力や、当人内心の強迫観念になってしまう危険性がある。

体外受精に一回三〇万〜五〇万円もの経済的負担がある、と先ほど述べた。「少子化対策」として国や自治体で補助金を出す、という試みもある。ではいっそ、保険が適用されるようにして、五〇万円中の三割、一五万円の自己負担で済むようにすれば抜本的解決になるのだろうか。それもアクセス保障の一つの手ではあるかもしれない。

しかし、保険適用内となったとたんに、「不妊は治療すべきだ」、「体外受精くらいやりなさいよ」という発言が世に増え、「自然にできないなら子どもはあきらめよう」という選択肢を取ってはいけないかのような風潮になるのなら、それには反対したい。初めから子をもうけないつもりの夫婦もいる。子を欲しいとは思ったが自分の伴侶のほうに不妊原因があると知って、治療せよと責めるのでなくありのまま受け入れるのが夫婦愛だと胸に納める夫や妻もいる。彼らの考え方を否定すべきではない。

因習的な家制度は緩やかになってきたし、家族形態も多様になった。「子どもがいてこそ夫婦として一人前だ」という論調はさすがに減ってきている。それでも、「私のせいでこの人が親になれないのは申しわけない」とか「私の遺伝子を残さないと生きたあかしがなくなる」といった思いを抱く人はいる。それを、ゆがんだイデオロギーだとまでは言わないが、やはり過ぎたる強迫観念になっている場合は多いと思う。ごく素直に「子どもが欲しいな」と思うときがあっても、ある時期からまた素直に「できないなら別の生きがいを探そうか」となってよいのではないか。

4 「子を選ぶ」近未来の光と影

「カタログ」から精子、卵子を選ぶ？

人工授精のＡＩＤをはじめとする「精子ドナー」は、元来はボランティアであり、それで金を稼ごうという動機から始まってはいない。日本で最もおおっぴらにＡＩＤを行っているのは慶應大学病院であるが、主に医学部の男子学生たちが、一万五、〇〇〇円という一律価格で精子提供に協力しているそうである。「卵子ドナー」「受精卵ドナー」も国内に非公式にはいるようだが、それなりの経緯から協力することになっただけで、「販売」という色彩はない。「代理出産者」も近親者の自己犠牲的協力による限られたものに今はとどまっている。

世界的に見てもこれらは本来、不妊に悩む夫婦を助ける匿名のボランティアで、経費名目のほどほどの金銭授受で始まっていた。受け取る不妊夫婦側も、もらえるだけで満足していて、相手の「選り好み」はしなかった。

ところが、情報開示と商業主義が良くも悪くも進み、匿名でなく「顕名」にする、経費というより「報酬」をはっきり払う、という風潮が出てきた。すると、ドナーは学歴や容姿などで分類されランクづけされて、価格差もつくようになってきた。「腹の貸し主」も実績が着目されるようになった。ここにある種の「カタログ化」が始まり、商業主義を肯定するアメリカの一部の州などでは、精子・卵子の選び分け購入を請け負う会社まである。

精子の凍結保存は早くから成功しているので、「精子バンク」にはさまざまな「特長」を備えた精子がずらりと保存されている。価格別カタログで、学歴やスポーツ歴や身体的特色を見ながら選べるのである。卵子の凍結保存は最近やっと成功したがまだ研究途上なので、「卵子バンク」には「いつでも卵子をあげますよ」という女性たちのプロフィール一覧が載っていて、購入者と「お見合い」して価格なども折り合えば「来月、卵子を出しましょう」となるのである。まさに商品の市場取引である。

たとえば日本人カップルが渡米して、「日本人として育てたいので東洋系女性の卵子が欲しい」と要望するケースがあるだろう。東アジア諸国からの留学生で学費稼ぎのために登録している者もいるので、ここにマッチングが成立する。この程度までならまだ許せるかもしれない。しかし、「ドナーの身長は……、知能指数は……、スポーツの実績は……」と注文を出し、それに応じる価格別カタログが用意されるとなると、それでいいのかと考えさせられる。それも「幸福追求権」の一つなのか。

しかもそれは「誰の」「どんな」幸福なのか。

「選ばれし者」の新優生社会か

「高くても〝いいもの〟を買いたい」という需要者がいて、「私のものなら〝いい値段〟で売れるでしょ」という供給者がいて、市場が成立すればそれでよいのだろうか。北米でスーパーモデルが自分の卵子をネットオークションにかけたら、五〇〇〇万円相当の高値がついたそうだ。日本で「優秀な精子求む」とネット広告が出たら、「有名大学卒」の男たちが立候補したらしい。彼らは、「高い報酬は魅力。それ以上に、自分の遺伝子が世に栄えるのが小気味いい。これで人類のレベルアップになる」と臆面もなく語る。それは、「優れたエリートこそ子孫を繁栄させるべきだ」という優生思想を、新しい生殖技術の社会に当てはめた物言いなのではないか。

先に慶應大学病院のＡＩＤの話を書いた。あれは「選り好み」はさせていないが、慶應医学部男子学生というドナー〝ブランド〟を担保している。匿名とはいえ、「このレベルならもらう側も文句は言うまい」という暗黙の了解があるのではないか。これも「隠された優生主義」と呼べるかもしれない。

「ドナーの匿名性より子の出自を知る権利が優先する」という現代の風潮についても書いた。こうなると、ドナーのなり手は減るだろう。それでもドナーに立候補する人は、「将来その子に私のことを知られてもかまわない。会いに来たら私の立派さに感嘆し、この遺伝子をもらったことに感謝するだろう」という自信があるからなのだろうか。それは「ゆがんだプライド」に見えるのだが。

「パーフェクトベビー」「デザイナーベビー」という言葉がある。選りすぐりの精子と卵子で、さらに可能なら遺伝子改良も加えて、「理想の子ども」をデザインしようというわけだ。しかし人間の成長は、環境や時代背景や巡り会う人で決まる部分が大きい。親の野心で子の成育方向を予定しても、たぶん予定どおりにはいかない。親は子に「幸福な人生レール」を用意しているつもりかもしれないが、真っ白なカンバスに自分独自の絵を描きたい子にとっては迷惑な話かもしれない。

着床前診断

精子と卵子をよそから選んできて「完璧な受精卵」を作るというわけではないが、自分たち夫婦の受精卵の中でも「都合のいいもの」だけを選んで着床させて「都合の悪いもの」は廃棄する、という方法がある。体外受精をして、受精卵を一〇個くらい作って、それぞれが細胞分裂を始めて八分割球くらいになった時点で、一割球を取り出して遺伝子診断する。この時点でなら、残る七割球でも十分に育つとされている。診断の結果、「都合のいい」受精卵だけを子宮に着床させるのである。「着床前診断」あるいは「受精卵診断」と呼ばれる。

これも受精卵の選び分けである。賛成派は、合理的な選択だと言う。しかも出生前診断より早い夕イミングで行えるから心も傷つかずに済むし、着床前だから中絶ということにもならず、良い方法だと言う。かたや反対派は、いのちの選別であり障害者や遺伝病者への差別だと言う。出生前診断より早いから良いと言うのは、同じ差別をしているのに早くやれば罪深さを隠せるというごまかしにすぎないと言う。さてどちらに立つか。

賛成派に沿って少し詳述しよう。デュシェンヌ型筋ジストロフィーなどいくつかの重篤な遺伝病は、生きていても実に辛いし、短命に終わることも多い。それを恐れて最初から子づくりをすべてあきらめるカップルがいる。着床前診断で選び分ければ、そうした重篤な病気のない子を産めるし、子づくりすべてをあきらめずに済む。また、自然妊娠で着床しても何度も流産になる「習慣流産」のカップルは、「染色体均衡型転座」が原因となっていることが多く、これもその因子を持たない受精卵だけを着床させれば出産にこぎつけられる可能性が高まる。以上、遺伝病回避と流産防止に着床前診断は有効だ。

他方、反対派に沿って少し詳述しよう。遺伝病回避の主張は、その遺伝病を抱えながら生きている人たちに「不幸な人生だ。生まれてくるべきでなかった」と言っているようなもので、やはり差別である。「重篤なものだけ」と言いながらだんだん範囲を拡大して弱者を排除し、優生思想を復活させかねない。病気や障害を抱えながらでも生きていける社会づくりこそ大切だ。習慣流産についても、そもそも自然妊娠できる人にわざわざ体外受精をさせることが技術の乱用だし、体外受精の成功率の低さも計算に入れれば、習慣流産の人が出産までたどり着く可能性は、着床前診断を経ても向上しない。

現在の日本の医学界では、特定の遺伝病と習慣流産に適応を限定して、臨床研究的に少しずつ実施しよう、という方針になっている。しかし、代理出産などと同様、独自に「強行」している医師もいる。目の前のカップルを救いたい気持ちもわかるが、社会全体に対する医療の役割を、遺伝病患者団体などの声も傾聴しながら慎重に考える必要があるだろう。私個人の見解としては、出生前診断が広く行われているのだから着床前診断も制限するな、というのは暴論で、出生前診断も着床前診断も同等に遺伝カウンセリングや障害への受容的理解をともなわせて実施を慎重にすべきだ、というのが正しいと思っている。

男女産み分け

最後に、古くて新しい問題、男女産み分けに少し触れておこう。昔から迷信めいた男女産み分け方はささやかれていたし、今は確度の高い科学的な方法として、パーコール法（X精子とY精子の重量差を利用した遠心分離）、フローサイトメトリー分離法（X精子とY精子のサイズ差を蛍光染色で区別）、電気泳動分離法（X精子とY精子の泳動速度差を利用）などがある。そして先述の着床前診断も、男女産み分けに使うことができる。

賛成派は、「望む性の子を得るのも幸福追求権の一つだ。〝男女一人ずつ欲しい〟といった家族計画が実現できれば、国家規模や世界規模での人口抑制にも貢献できる」と言う。反対派は、「作為的すぎるし、男尊女卑の国では男女比均衡が崩れて婚姻や世代交代に支障をきたす。それに一〇〇パーセント確実でない方法もあり、〝期待外れ〟の場合は子育てに悪影響が出る」と言う。

この問題は、産み分けが自由の乱用かどうかということよりも、世にある男女差別をいかになくしていくかという課題に行き着くのではないか。一般論としては、選択の自由はあったほうがよい。しかしそれは、どちらの選択肢にも差別的でない利点があって、あとは純然たる好みや個人的都合の問題にすぎない、という場合に限られるだろう。要は、男に生まれてもそれなりに幸せで、女に生まれてもそれなりに幸せな社会がそこにあること、これが本当の解決であろう。

第3章　死ぬことの倫理

1　安楽死と尊厳死はどう同じでどう違うか

話題になりやすい安楽死

数年に一回、「安楽死事件」がマスコミをにぎわす。どこかの医師が末期と思われる患者を「見るに見かねて」致死薬で「楽にしてあげた」、というのがよくあるストーリーだ。「いくら何でもやりすぎだ。殺人に等しい」と非難する声が上がる一方、「慈悲深い行為だ。私が患者ならそんな医師に看取ってほしい」という意見も聞かれる。

代表的な文学作品で引き合いに出されるのは、森鷗外の『高瀬舟』である。京都の高瀬川を小舟で連れて行かれる罪人は「弟殺し」とされたのだが、実は自ら刀を刺した瀕死の弟からその刀を抜いてやったにすぎない。その際の出血で弟は絶命したのだが、死に際で苦しむ弟を楽にしてやったこの兄の慈悲的行為は本当に罪なのか——そう読者に問いかけてくる。

日本の武士道には切腹という「文化」があったが、たいていは「介錯《かいしゃく》」がつく。自分で腹に小刀を刺したくらいでは普通は死ねず七転八倒の苦痛になるだけなので、同時に背後から首をはねることが本当の絶命行為になっているのだ。するとこれも「致死薬による安楽死」と同じようなものかもしれない。骨も筋肉も太い首を一挙にはねるには技術も力も必要で、介錯役は難しいとのこと。三島由紀夫が一九七〇年に割腹自殺したときの介錯役は見事だったらしい。

話を今日の医療現場に戻そう。死に近い人に対して絶命へと「背中を押す」行為は、暗黙の了解としておそらく昔からあった。しかし今日、医療が発達して死なずに済む病気が増えた。人工呼吸器その他の生命維持装置でいのちをつないでいる例も多い。とりあえず死ななくてよかったと言えるのだが、完治して元の日常に復帰するという見込みが立たずに病床の日数だけが長引くと、そしてそこに心身の苦痛や絶望感、看病する家族の疲労感が重なると、「もうそろそろ楽にしてあげよう。みんなも楽になろう」という考えが、家族や医療者や患者本人の間に生まれてくることがある。そこで死に赴くことを、昔は何となく許していただろうし、そもそも生き延びさせる手段が乏しかった。ところが今は、医療技術の向上、患者の人権への配慮、インフォームド・コンセントなどの要素が絡まり合って、生き抜くにしても死を受容するにしても、あいまいな「あうんの呼吸」では済まされなくなってきたのである。

安楽死とは何か

今日の日本を含む先進諸国の医療環境と人権意識を基盤とすると、「慈悲殺」（あるいは「慈悲殺し」）と「安楽死」は明確に区別される。今日この場に『高瀬舟』の兄弟がいたら、兄はまず救急車を呼び、止血など可能な限りの手を打ち、最大限の救命処置を行うべきなのである。「どうせ助からないだろう。苦しんでいるのなら今すぐとどめを刺してやるのが思いやりだ」と言って刀を抜くのは、今日では「慈悲殺」と呼ばれ、罪か少なくとも過失とされる。数年に一回マスコミをにぎわす「安楽死事件」も、医師が独断で患者を死に至らしめたケースが多く、これらは安楽死の名に値しない慈悲殺だったとされる。

では、議論に値する、ひょっとしたら許されるかもしれない「安楽死」とはどのようなものか。「その許容が議論の対象となりうる安楽死の条件」を整理しよう。

第一に、患者の死期が迫っていることである。辛くても治療を尽くせば状態がよくなる、もういくらか長生きできる、とは考えられない不治の病であることである。第二に、患者に耐えがたい苦痛があることである。もちろん、鎮痛剤などを用いた苦痛緩和策を行うのが前提で、緩和策を尽くしてもなお痛い、苦しい、もう耐えられない、という状態にあることである。第三に、患者本人の死を望む意思表示があることである。こんな状態なら死なせてくれ、そのほうが楽だ、と患者自身が明確に意思を示していることである。つまり安楽死とは、「不治の病で死期が切迫し、緩和策を尽くしても耐えがたい苦痛があるとき、患者本人の意思に沿って、安楽な死をもたらすこと」と定義できる。

そしてこの安楽死は今日、死に至る方法の面から、二つあるいは三つに分類される。分類の一方には、「積極的安楽死」がある。致死薬投与で「今ここ」に死をもたらすのである。「死にたい」、「うん、死なせてあげよう」、「では、一刻も早く楽に」となった場合、筋弛緩剤や塩化カリウム溶液などを注射して、呼吸や血流をすぐ止めてしまうのである。

他方には、「消極的安楽死」がある。「殺す」わけではないが、いのちをつなぐ治療を差し控えるか中止することで「死ぬに任せる」のである。深い病で人工呼吸器や経管栄養などの生命維持装置を用いている場合、「もうそろそろあきらめましょう」とそれらの装置をだんだん止めることで、数日あるいは数週間でいのちを終えることになる。

以上の「積極的安楽死」と「消極的安楽死」で「二分類」ができる。ところが、両者の中間的なものがあると考えてそれを独立させると「三分類」になる。その中間的なものとは「間接的安楽死」である。これは、緩和医療を強力に行うことで結果的に早期に死がもたらされてしまうことである。苦痛緩和のために鎮痛剤を適量以上に使うと、神経は鎮められるが同時にいのちも縮めてしまうことがある。ただちに死をもたらすわけではないが、死ぬに任せるというよりは早く死なせてしまうことになるので、「積極的」と「消極的」の中間的なものとして、「間接的安楽死」とあえて分けて呼ばれることがある。

なお、二〇年ほど前の医学書には、「安楽死はまず死ぬ本人の意思の面から三つに分類される。第一に本人が死ぬ意思を示している自発的安楽死、第二に生きようとしているのに周囲が死に向かわせる反自発的安楽死、第三に昏睡状態などで本人の意思が分からない非自発的安楽死である」との内容が書かれている。この「意思の面からの三分類」と先の「方法の面からの三分類」をクロスさせると、「自発的積極的安楽死」など三×三で九個の分類枠ができ、その分類表を載せている医学書もかつてはあった。しかし今は、「定義」の時点で「本人の意思」は必須条件とされており、「自発的」であることは大前提になっているので、「意思の面からの三分類」はほとんどなされなくなっている。

尊厳死とは何か

「安楽死は是か非か」という議論が続いていた二〇世紀の終盤ごろから、「尊厳死」という言葉が聞かれるようになった。一九七六年に設立された「日本安楽死協会」も、一九八三年には「日本尊厳死協会」と自らの団体名を変えた。「安楽死をというよりは、尊厳死をこそわれわれは是認するのだ」ということらしい。では、尊厳死とはどのようなものか。キーワードは、今度は「尊厳」である。

「苦痛から安楽になるために」ではなく「尊厳を守るために」、「尊厳に反することがないように」ということである。先ほどの安楽死と同様に、「その許容が議論の対象となりうる尊厳死の条件」を整理しよう。

第一に、患者がもはや治りそうにない重篤な病状にあることである。深い昏睡で意識が戻る可能性が低い「植物状態」がその代表例だと想定されている。あるいは、昏睡までいかなくても意識混濁その他によって「健全な意識状態」ではなくなりつつある場合を想定する人もいる。第二に、その病状を不本意だと患者本人がみなし、自分の人生の「尊厳に反する」と思っていることである。認知症などで「わけのわからない」言動をする、心身状態の低下から「とんでもない」行為をする、「ひどく迷惑をかける」状況になるといったことが想定されている。第三に、このような病状になったら「尊厳を守る」には死ぬほうがよいと患者本人が思い、これ以上の治療・延命はやめてもらいたいという意思を医療者に伝えることである。つまり尊厳死とは、「重篤な病状で、心身状態が自らの尊厳に反していると患者本人が思った場合に、尊厳を守るために延命をやめてもらい、死に赴くこと」と定義できる。

なぜ安楽死と尊厳死の呼称があるのか

安楽死には「エウタナシア（良き死）」という古代ギリシアからの呼称がある。尊厳死のほうは「デス・ウィズ・ディグニティ」で、二〇世紀後半からの新語である。なぜこの新語が好んで使われるようになったのか。そして「安楽死」が指している状況と「尊厳死」が指している状況はどれほど違うのだろうか。

結論から言えば、安楽死も尊厳死も、死に際の実態としてはほとんど変わらない。しかし安楽死は、そう呼ばれるものの長い歴史のうちには「慈悲殺」的なものも含んでいたし、「積極的安楽死」は致死薬投与が「殺人」に近いイメージを持たせる。そうした「負の側面」が安楽死に「歓迎できない」印象を与えてしまう。そもそも死は歓迎できるものではないが、それでも人はいつか死ぬし、あえて死を招きよせたくなるときもある、場合によっては死の選択もあってよいではないか――そう考える人たちが、負の側面を含む「安楽死」の代わりに「尊厳死」という言葉で、「死を選ぶことも認めよう」という議論を推し進めようとしていると考えられる。

呼称を変えた動機は以上のように説明できるが、現実問題として変えたくなる状況もあったようだ。「安楽死」は文字どおり、「苦痛な生よりはいっそ安楽な死を」ということである。ところが、最近は緩和医療が進歩して、「痛いから死んだほうが楽」という状況は減ってきたのである。肉体的苦痛は九〇パーセント以上除去できるとされ、それができないのは医師が最先端の緩和医療を身につけていないからだとされる。「麻薬系の鎮痛剤は神経を麻痺させて死なせるからあまり使うな」という考えが日本には根強かったが、最近は「モルヒネも上手に使えば危険はない」という話になってきた。

「鎮痛剤大量投与による間接的安楽死」は、皆無ではないが少なくはなっている。

やや意地悪く言えば、「安楽死推進派が、安楽死という呼称では世論を説得しにくいと判断して、尊厳死と呼ぶように作戦を変えてきた」とも説明できる。最近は「平穏死」という「より説得しやすそうな」語も使われ始めている。

安楽死と尊厳死の異同

ではあらためて、安楽死と尊厳死の「異なるところ」と「同じところ」を整理しよう。

一般的にはこう説明される。三分類全部の安楽死、すなわち「広義の安楽死」のうち、消極的安楽死を、尊厳を守るためにという理念を込めつつ、尊厳死と呼んでいる。そして積極的安楽死を、尊厳死とは区別された「狭義の安楽死」としている。間接的安楽死については、人により、状況により、尊厳死の側に分類したり狭義の安楽死の側に分類したりしている。つまり、「安楽死を求めているのではなく、尊厳死を求めているのです」と主張する人はおおむね、「積極的安楽死には反対意見があるだろうから私も相乗りしませんが、消極的安楽死は認めてください」と言っているのである。

よって、「広義の安楽死」の一部である消極的安楽死は尊厳死と「同じ」ということになる。たしかに、前述の「定義」を振り返れば、「延命治療の差し控え、中止」というところで両者は一致している。一方、「狭義の安楽死」は尊厳死と「異なる」ということになる。なるほど、積極的に「殺しにかかる」ことには抵抗感をもつが、死ぬに任せるなら「自然死」だから許されるだろう、という人は多い（実は「殺す」と「死ぬに任せる」の境界線には微妙なところがあるのだが、本書ではそこまで踏み込まないでおこう）。

一般的説明は以上のとおりだが、「ただし」という話もしておこう。以下に述べるのは、尊厳死推進論者の中でも強硬派の少数意見である。

「尊厳死の要諦は〝尊厳〟だから、病状が尊厳を汚すものであれば、苦痛の有無や死期の切迫度は関係ない（実は前述の尊厳死の定義でも、〝苦痛〟や〝死期〟という文言は避けておいた）。そして尊厳を汚す状態が一時間でも長引くのは潔くないと本人が思うなら、今すぐ死をもたらす積極的致死を選べてもよいはずだ。〝安楽な死〟と〝尊厳ある死〟とはそもそもコンセプトが違うのだから、尊厳死イコール消極的安楽死と説明しないでほしい。」

これは、それなりに筋は通っているが、あくまで少数意見である。この尊厳死論でいくと、自殺さえ止められなくなるかもしれない。日本尊厳死協会も、この強硬派少数意見には乗っていない。同協会は「尊厳死イコール消極的安楽死」の立場にあり、その尊厳死宣言書（リビング・ウィル）を見ると〈不治で死期が迫っている場合は延命を断ります〉〈苦痛を和らげる処置はしてください〉などと書かれている。

2　死ぬことも自己決定か

「反自発的」、「非自発的」そして「自発的」安楽死

さて、安楽死が許されるかどうかという議論になるとすれば、それは「自発的安楽死」の場合であって、本人の生きる意思に反する「反自発的安楽死」や、本人が死を望むかはっきりしない「非自発的安楽死」は、今日では「殺人」あるいはせいぜい「慈悲殺」であってそもそも許されない、ということになっている。

「反自発的」安楽死については、ナチス・ドイツが障害者抹殺計画を「安楽死計画」と呼んでいた歴史もあって、現代では議論の余地のない非道だとされている。また、人は生きる本能をまずは持っているとされるから、重篤ではない病気の人を死にいざなうことは、たとえ本人が「生きたい」と明言しなくても、許されないだろう。

しかし「非自発的」なものについては、「自発的」との境界領域があって、議論が微妙になる。たとえば初老の男性が昏睡状態に陥ったとき、その妻や子が「お父さんは植物状態になったら延命治療をせずにあの世に行かせてくれ、と言っていた」と述べれば、その男性の「自発的な死の受け入れ」とみなせるのだろうか。さらには「お父さんははっきり言わなかったけれど、あの性格ならたぶんそ

う言うだろう」という家族の推定ならどうだろうか。より極端な例を出せば、行き倒れのホームレスが病院に運ばれてきたとき、「どうせ世捨て人なのだから、いつ死んでも結構と思っているだろう」と医療者が推定するのはどうだろうか。

このように、はっきりした意思表示がない場合、周囲の者の推定で「死なせてもいい」と決めることには危険がともなう。「慎重にやらなければ」、「エスカレートしてはいけない」と多くの人は感じるだろう。では、「自発的」なら大丈夫、と断言できるだろうか。「本人がイエスと言った」、「本人がノーとは言わなかった」なら、その先に「死」があっても、そのとおりに事を進めてもよいのだろうか。

「自発的」安楽死なら認めるべきか

「本人がそう言った」、「違うとは言わなかった」というのが「自発的」なのだとしたら、これは当てにならない。死そのものではない例、「いじめ」で考えてみよう。学校の先生が、「生徒二人を呼んで聞いてきたら、A君はいじめていないと、B君もいじめられていないと言いました。だからいじめはなかったんです」と結論づければ、教師失格だろう。嘘、無自覚、強がり、口ごもり、いろいろあるのが生徒である。あるいは別の例として、「スポーツ指導」で考えてみよう。指導者の暴力あるいは暴力的威圧があっても、指導される側は異論を唱えにくく、「それでいいです。ついていきます」

と言ってしまうものだ。このように、表面的には「自発的」と見えても真実はそうでないものが、この世にはたくさんあるのだ。

重病人ならどうだろうか。痛みがひどければ「いっそ死ぬことで楽にさせてくれ」と言うかもしれない。鎮痛処置がうまくいっても、寝たきりの不自由さは気持ちを後ろ向きにさせがちだから、「こんな状態なら生きていてもおもしろくない。治らないならさっさとあの世に送ってくれよ」という言葉を漏らすかもしれない。こうした言葉を「自発的な死ぬ意思の表示」と認定するのは、早合点が過ぎる。もちろん、実際の現場はもう少し慎重で、感情的に口走ったことを真に受けて「この患者は自発的安楽死を望んでいる」との即断はせず、気分転換を挟んで患者の意思を確かめ直すだろう。それでも、患者の精神衛生が好転しないなら、たとえば家族の看護負担や医療費負担がどうしようもなく続くと思い込んでしまえば、患者の意思が前向きに変わることはない。「もう少し頑張って生きてみようか」と思えるささやかな生きがいの発見や、「負担をかけている」という思いを軽減できる具体的な環境改善が試みられてこそ、「慎重な意思確認」は意味をもつのではないか。

そもそも死を意識するほどの重病の患者は、体とともに心も弱っているものだ。苛立ち、諦め、自暴自棄、絶望感はいくらでも襲ってくる。そして患者は、周囲の世話になっているから立場も弱い。「手間も経費もかけてもらって、ギリギリまで生きさせてもらうよ」などと厚かましいことは言いにくい。「自発的意思表示」は「失意と負い目からの仕方なしの言葉」である可能性が十分にある。

「自己」決定は一人で下されるのか

今の世は個人尊重の時代であり、「自己決定」と言えば何でも許されるかのような風潮がある。「私がそう決めた。あなたには関係ないでしょ」、「あなたが自分で決めてください。こちらは情報提供するだけです」といった言葉がいろいろな文脈で飛び交っている。

しかし人は、「自分だけに関わること」を「自分一人の思い」で決めているのだろうか。「関係ない」と口では言っても、人は人と関係し合って生きてきたし、決めたあとも関係し合って生きていく。「自分で決める」にしても判断材料は周りにあるし、その決断が次の人への前例になる。丸裸の、自分一人で始まって自分一人で終わる自己決定などありえない。「先生も親も手本にならなかったから自分で考えて決めてきた」と語る人でも、知らないうちにいろいろな人との相互影響下にあっただろうし、その手本にならない先生や親を「反面教師」としては活用している。

ならば、「自己決定権」の名の下に「死の自己決定」や「死ぬ権利」を主張するのは、性急なのではないか。一人で生まれて生きてきたわけではない。死が近づいたときも、家族その他の人たちとの関わり合いの中にいる。むしろ、その関わり合いが喜ばしいものでないときに「いっそ関係を断って早く死にたい」と思ったり、関わり合いがうるわしいがゆえに「この人たちの負担にならないために早めに死んであげよう」と思ったりするのではないか。すると、そこでまず努力すべきなのは、関係を修復することや負担を上手に分かち合うことであって、一人勝手に死に急ぐことではないだろう。

「無駄な延命」と誰が呼ぶのか

それでも、次のような反論は返ってきそうである。「その「死に急ぐな」という理屈は、まだ若くて生きられる人が厭世観から自殺しかねないような場面には当てはまる。だが、ここで問題にしているのは「重篤」「不治」「末期」といった場面である。やはり死に際は潔く決めさせてほしい。無駄な延命までしたくない人はたくさんいるのだから」。

しかしあらためて考えたいのは、「無駄な延命」という言葉である。日本尊厳死協会の文書にも「いたずらに死期を引き延ばすのは断る」旨の言葉がある。いったい誰が「無駄な」とか「いたずらに」と判断するのだろうか。「他人が押しつけてはさすがにまずい。これも自己決定で本人の判断だ」と言われそうだが、その自己決定が一人で始まって一人で終わるものではないことは、先ほど述べた。そして、延命技術が発達した今日、とりあえずいのちは長らえさせられる事例が増えたこともあり、「もうこれ以上は無駄ではないのか」と言われてしまうケースも増えたのかもしれない。しかしそこに起こりうる感情は、本人のいのちの全うの仕方というより、周囲の負担だとか医療費だとか資源配分といった要因に左右されやすい。本人の「無駄」という判断も「私にとってという以上に皆さんにとって無駄でしょう」という判断になりやすい。無駄と呼んでいるのが本人でも、そう呼ばせているのは家族環境や医療環境であることが多い。

3　終末期医療に何を望むか

キュアからケアへ

死が間近に迫った時期を「末期」あるいは「終末期」と呼び、延命治療がある程度可能になった今日、この終末期にどんな医療を望むか、議論されることが多くなった。数十年前なら、終末期をどう過ごすかを考える暇もないほど「あっさり」死んでいく人のほうが多かったし、治療の選択肢も少なかったから、そんな議論は必要なかった。今は平均寿命も長くなったし、最期の数カ月、数週間をどう過ごすかは、治療の選択肢とともに生活の選択肢（たとえば、過ごす場所は自宅か、病院か、高齢者施設か）としてもいろいろ考える必要が出てきた。どうせ数カ月と思っていたら予想外に何年も生き延びる例もあって、高齢者介護のあり方とつながる議論も求められている。

その終末期医療の今日を象徴するのが「キュアからケアへ」というスローガンである。cure（治療）一辺倒でなくcare（世話、看護、気配り）をいろいろ試みるのが末期にふさわしい医療だと言われているのである。

医療のあり方を考えるキーワードに　SOLというものがある。SOL（sanctity of life）は「生命の神聖さ」と訳される。QOL（quality of life）は生死を分ける際どい文脈では「生命の質」と訳され、日常生活の送り方を考える文脈では「生活の質」と訳される。従来の医療はいのちを救うことのみを最優先する「ＳＯＬ絶対視」であったが、治療方法に限らず病気との付き合い方も多様になりうる現代では「ＱＯＬの視点からの考察」を行う必要がある、と主張されるようになっている。（ただし、ＳＯＬよりもＱＯＬ、という言説は、生かすに値する質の高いいのちと死なせてもよい質の低いいのちとを分ける考え方を招き、優れた生のみが生き残ればよいという「優生思想」につながる危険性も有する。）

この「ＳＯＬ絶対視からＱＯＬの視点からの考察へ」という時代趨勢が、終末期医療においては「キュアからケアへ」という趨勢に現れてくる。いのちは大切だが、チューブにつながれ寝たきりでも生きていればよい、という延命治療だけが正しいとは限らず、身体に残された機能が少なくなっても生きがいをもち続けるにはどんな世話が有効かを考えよう、というわけである。たとえば重篤なガンの場合、年齢や状態によっては思い切った外科手術で根本的キュアを目ざす道もあるが、高齢で体力も落ちているなら、痛み止めだけで余生を丁寧に味わうという道もある。後者の道を少しでも快適に歩むための手助けとして、ケア中心の医療は終末期には十分ありうるのである。（ただしやはり、高齢の重篤患者は「生命の質が低い」から治療せずさっさと死なせてよい、という弱者軽視の思想につながる危険性もある。）

緩和ケアとチーム医療

さて、「終末期ならキュアよりケア」という方針を肯定的に受け止めるとして、そのケアの中心に来るのは、まず鎮痛緩和であろう。体と心は見事につながっており、体の痛みは心を後ろ向きにさせる。もし体の痛みが緩和されれば、心に余裕ができて「余生でこんなこともやっておきたい」という意欲もわく。それが「終末期だ、余生だと言っていたのに三年も多めに生きられたね」という結果になることもある。逆に、心が「生きる甲斐もないし、どうせ迷惑なんだろう」となると、まだできる治療にも取り組まなくなって体も弱る。心が前向きなら食欲とリハビリ姿勢が向上して体力も保てる。「緩和ケア」と言うが、それは治療を手控えて看護だけを行うことを意味しない。モルヒネ投与などの必要な治療は行うのだが、それが有効に働くためには精神状態の前向きさが大いに関係するということなのだ。「キュアからケアへ」というスローガンを、「キュアを減らした分だけケアを増やす」という差し引き感覚で捉えるべきではない。心無いキュア一辺倒は患者を「生ける屍《しかばね》」にしてしまいかねないが、心温まるケアに包まれていれば、ピンポイントのキュアだけでも患者のQOLを効果的に高める、ということなのだ。

また、キュア＝治療＝医師の役割、ケア＝看護＝看護師の役割、という分業が語られているのでもない。ピンポイント治療に医師は欠かせないし、医師不在となる長い時間に患者の世話をするのは看護師であるが、医師がケア全体を視野に入れていること、看護師がキュアの急所をふまえて広く対処していること、これが肝要である。そのために、医師も看護師も、できればさらに理学療法士（PT）も作業療法士（OT）もメディカルソーシャルワーカー（MSW）も、同じ患者に関わるチームとして普段から連携し、協力して医療を担うことが求められる。

「チーム医療」は、複雑な専門分野が連携する現代医療においてはとても重要である。医療行為の権限上、医師がそのリーダーにならざるをえないが、医師には他の医療者を部下扱いする高慢なリーダーではなく、謙虚に他の医療者の役割を引き出していざというときは責任を担う人物であってほしいものである。

ホスピスと在宅ホスピス

終末期医療は、「死を覚悟した医療」である。うまくいけばその死をかなり遅らせることもできるが、やはり死への「軟着陸」を考える医療である。その意味では、「治して社会復帰させる医療」を主目的とする場所である病院（ホスピタル）とは、一味違う設備やスタッフが必要とも考えられる。そんな場所がホスピス（緩和ケア専門病棟）である。

ホスピスとはもともと、中世ヨーロッパの負傷者ケア施設のことだったらしい。それが一九世紀末には死にゆく人々の施設を指す言葉となり、二〇世紀後半から末期患者の緩和ケア施設として積極的に造られるようになった。単に「建物」を造るのが眼目ではなく「死の臨床を考える哲学」としてホスピス運動はあるのだが、日本では「医師が中心となって管理する病棟」としてホスピスは存在している。大病院がその一部の階（たとえば天国に近い最上階）をホスピスと称している例が多く、病院敷地内に別棟として建てられる例、市街地から離れた場所に独立して建てられる例も少数ながらある。

専門スタッフは「おくりびと」的な感性と技術を身につけているだろうし、祈りの部屋が用意してあったりする。終末期だからこその手厚さが備えられていて、「理想的な旅立ちの場」とも言える。ただし、「死ぬための施設」「人生の最期にせめてもの安息を」というイメージが強いのなら、あまり嬉しい場所ではなくなる。施設の数がまだ少ないので増やしてほしいとは思うが、「死を受容する哲学」としての精神的な中身が、これから問われていくだろう。

ホスピスが「まるで死に場所」のように見えてしまう人にとっては、「在宅ホスピス」のほうが望ましいだろう。自宅で最期の日々を過ごせるように、配備できる医療器具は持ち込み、そこでホスピススタッフの訪問診療・訪問看護を受けるのである。病棟施設としてのホスピスより設備は劣るし緊急時の対応が遅れる心配はあるが、「わが家」の満足感は何にも代えがたいかもしれない。病院で死を迎える人が八〇パーセント以上という日本の現実があるが、「本当は住み慣れた自宅で死にたい」と言う人が多いのだから。

在宅ホスピスは、最期を迎える人やその周囲の人々にとって、望みうる選択肢として全国に広まってほしいが、現状では配備システムが足りないし、何より訪問してくれる医師と看護師が足りない。

医療者側からすれば、毎週の定期訪問以外に緊急呼び出しにも二四時間応じる覚悟を求められるから、何軒も同時に引き受けられるものではない。しかし、そこに地域医療の理想があり、死に際こそ最も温かくしようという思いを共有できるなら、そこにこそ医療資源を投入すべしという倫理的世論は起こせるかもしれない。

4　死にゆく過程をどう生きるか

「尊厳死」よりも「尊厳生」を見つめて

尊厳死推進論者がよく持ち出す論に、次のようなものがある。「自分の尊厳を汚すような生と、尊厳を守っての死と、どちらを望みますか。後者でしょう。だから尊厳死は正しいんです」。

ここで検討しよう。「尊厳ある死」（尊厳を守って死ぬこと、尊厳を保てるうちに死を選ぶこと）と、「尊厳なき生」（尊厳を汚しながら生きること、尊厳に反する生き方をすること）とが、この論では二分法のように語られている。しかし素直に言葉を整理すると、「尊厳ある死」の向かい側には「尊厳ある生」があるはずだ。そして「尊厳なき生」を批判対象にするなら、「尊厳なき死」も批判対象になるはずだ。「尊厳なき生か、尊厳ある死か」の二者択一で論を立てるのはフェアではない。

問題は、何をもって「尊厳を汚している、尊厳に反している」とみなすかである。たとえば、植物状態はどうだろう。深い昏睡の「眠れる森の美女」は、汚らわしい存在ではない。「何もできずに医療費を食いつぶすのが許せないのだ」と言われるのなら、「カネを稼げる活動ができるか、カネを使うほうが多いかで尊厳が決まるのか」と問い返そう。若いころから障害年金を受け取り続けている人は、尊厳に反して生きていることになってしまう。

またたとえば、認知症（かつては「痴呆症」と呼ばれた）はどうだろう。わけのわからないことを口走る（本人なりには理由があるのだが）ようになったら、当てもなく徘徊する（本人なりには行動目的があるのだが）ようになったら、尊厳を汚すような恥ずかしい人間になったのだろうか。「そうなった人たちを軽蔑するつもりはない。ただ、そうなった私を私自身が許せないと感じるのだ」と言われるなら、「そうなったときには〝許せない〟という感情もなくなっていると思いますよ。〝許せない〟と言ってしまうと、やはり他の人に向けて〝みっともないよ〟と言っていることになりませんか」と問い返そう。

つまり、「尊厳」を狭いプライドに閉じ込めて語るべきではない、ということである。病気や老衰が深まれば、誰でも「カッコ悪い」事態は生じる。それを本気でカッコ悪いとみなす人は、障害その他のハンディから「カッコ悪い」状態に置かれている人をも心の中で嘲笑するのではないか。そんな心根こそ人間の尊厳に反しているのではないか。たとえば、大便小便の排泄に他者の手を借りるようになった場合に、「生き恥をさらしている」と自己卑下することは、障害者用トイレで介助者の世話になる人を、「恥さらし」とさげすんで見ていることになる。しかし本来なら、自己卑下せずに素直に感謝を述べて身を任せるのが、むしろ尊厳にかなった振る舞いだろう。

仮に「狭いプライド」は払拭できたとして、家族に介護や医療費の負担をかけているとすれば、国民共有の医療資源を自分が先んじて使っているとすれば、どうだろうか。「厚かましくて結構」とばかりも言っていられない気はする。ただ、これも「持ちつ持たれつが家族だし、国の医療資源には若くて元気なころからずっと健康保険料払いで貢献してきた」と、かなりの程度まで言ってよいのではないか。「助けたり助けられたりは当たり前。結果的に力を貸すほうが多かった人も文句は言わないでおこう。借りるほうが多かった人も、謙虚にはなっても卑屈にはならないでおこう」という精神を基本方針としたいものである。その精神が社会の倫理として共有できれば、「生き切ることこそ尊厳だ」という話になるのではないか。

死を見送ること、見送られること

"mortal"という英単語を辞書で調べると、「人間的な」という訳語と「死すべき運命の」という訳語が出てくる。死はどの生物にとっても宿命だが、それを自覚しながら生きているのは人間だけだろう。その厳粛さを耐えがたく思ったときに人間は宗教を創り、「神」、「霊魂の不滅」、「輪廻転生」といった物語を創ったのだ、と考えられる。

「死」は厳粛な事実である。悲しいかもしれないが、逆にもし「死」がなかったら、生きることへの緊張感も失われるだろう。「〇年計画でここまでやろう」、「大人になるころにはこうなっていたいな」という思いも生まれにくくなりそうだ。期限があるから希望や目標は研ぎ澄まされるし、期限切れでかなえられない場合もあると知っているから努力も必死さも生まれる。

私たちは、人が死んでゆくのを人生で何度も見送る。親近感を持っていた有名人の死に感慨を覚えるし、大きな災害や事故で多数の死者が出ると、知り合いでなくても心が痛む。ましてや自分の親や近しい人が死ぬと、大きな悲しみを感じる。だが、その感慨や心痛や悲嘆が、限りあるもののはかなさと、限りあるがゆえの尊さを教えてくれる。そこに「死を見送る」ことの意味が見いだせるのではないか。私個人は、「今は亡き親や恩師が天国から見ていてくれている」という物語を信じてはいないが、「あの人はあの数十年でこういうことをした。では私は残る数十年でどうしようか」と考えることはしばしばある。

私自身、やがては死ぬ。死んだあと天から下界を見守るとか数年後に生まれ変わるとかいったことを信じてはいないから、自分の死を見送られたあとのことはわからない。ただ、今述べた「残る数十年でどうしようか」への答えはいくらか示して、その証拠を、生き証人をつくれればいいな、とは考える。

「死ぬ権利」への倫理的懐疑

「死」は、生物的にはやはり「終わり」である。死ぬことに意味があるというよりは、死で区切りがつくことによって、生きた時間に意味付与ができる、と考えるのが私なりの哲学的死生観である。よって、死ぬことを「権利行使」だとする議論の立て方には、あまり賛成できない。哲学的死生観をもっと語るには紙幅が足りないので、それは別の機会を考えよう。この章は「安楽死・尊厳死」から議論を始めたので、それを「死ぬ権利」とする主張への疑問を倫理の観点から指摘することで、章の締めくくりとしよう。

第一の疑問。「死んでよい」とする本人の意思の確認は、確実にできるのだろうか。昏睡状態なら確かめられない。重篤な病は、心身の苦痛や自暴自棄から極端なことを口走らせそうだ。「本心」などわかるのだろうか。

「追い詰められてからの意思表示はそうなるかもしれない。だから元気なうちにリビング・ウィル（意思宣言書）を書いておくのだ」という考え方もあるのだろう。しかし、人は元気なときには、切実感を欠いたまま死を口にする。スポーツ選手なら「車いすになるなら死んだほうがマシだ」と言うかもしれないし、画家や写真家なら「目が見えなくなったらすぐ死を選ぶよ」と言うかもしれない。しかし実際には、車いす生活にも盲目の生活にも、新たな生きがいを見いだすことはできる。ならば、「寝たきりでチューブにつながれる状態になったら死なせてくれ」と宣言書に書いていても、実際にそうなったときには生きる工夫を考えたほうがよいのではないか。「末期なら工夫する時間もない」と言われるかもしれないが、末期と宣告されながら数週間、数カ月、数年を生き延びる人はたくさんいる。その生き延びる時間が本人にとって、家族にとって貴重な意味をもつことは十分にある。

第二の疑問。生き延びる希望は本当にもてないのだろうか。医療は日進月歩だし、コンピュータなどを用いた代替機能はこれからも開発が進むだろう。数カ月粘って生きているうちに、健康状態を少し取り戻したり、新たなコミュニケーション手段で意思疎通できたりする可能性はある。

「植物状態になったらさすがに死なせてくれよ」と言う人がいる。ところが、植物状態から奇跡的に意識を取り戻した人が世界には少数ながらいて、「あの死んだも同然の数年間、周りの医師や家族の声は全部聞こえていたんだ。返事ができないのがもどかしかったよ」という症例報告がある。近い将来、口も手も動かなくても脳波を読み取って患者の意思がわかる技術が開発されれば、「植物状態の人が書いた詩集」さえ生まれるかもしれない。それに、「体が思いどおりに動かなくなったらさっさと死にたい」と発言するのは、体が不自由でも工夫と努力でいのちの輝きを示している障害者に失礼だろう。

第三の疑問。「私が無駄な延命を断ると言っているだけ。他人にもそうしろとは言っていない」との主張は、やはり社会全体に「不要な生」、「医療資源の無駄使い」という発想を助長させないだろうか。「尊厳死宣言書」についても、推進派の人たちは、「書くも書かないも自由ですよ」と言いながら

「今年は書いた人が〇万人の大台に乗りました」などと謳い上げている。立場の弱い患者は、「私も書くと言わないと潔くないと思われそう」となるのではないか。

立場が弱くいのちも短いかもしれない患者にこそ、最後の自己実現の機会はできるだけ与えられるべきではないか。公平さを装った自由は、多くの場合、強者の自由になる。看護負担や医療資源配分の問題は考えるにしても、それは当の患者が真っ先に考えねばならないことではない。

「死ぬ権利」は、権利と言えば聞こえがよいが、実は「死ぬ義務」に転化しやすい。そして、周囲の者たちが「あの無駄な長生きで社会の負担を増やしている者に死んでもらう権利が、われわれにはあるのだ」と言い出しかねないような、「死なせてよい権利」にも転化しやすい。やはりそれは、生きる中で相互に育む倫理にはならないだろう。

第4章　新時代の「死」と「移植」の倫理

1　脳死は人の死かを哲学的に考える

人類は何によって「人の死」を認めてきたか

肉親の死の瞬間に立ち会ったことのない人でも、ドラマなどで医師が死にゆく患者のまぶたを開いてペンライトを当て「ご臨終です」と宣言する場面は見たことがあるだろう。あれは「瞳孔散大」（そして対光反射消失）の確認を意味している。人間の瞳には、暗ければ開いて光を取り込もうとし、明るすぎれば閉じてまぶしさを縮小する反射機能があるが、急にペンライトを当てても瞳孔が開きっぱなしならこの反射機能が失われており、死んだことが確認された、というわけである（ちなみに、

「瞳を閉じて君を思い出す」といった文学的表現は、医学的には間違い。瞳の開閉は生物的反射作用であり、随意筋で閉じたり開いたりできるのは「瞳」ではなく「まぶた」のほうである）。

この「瞳孔散大」と合わせて「呼吸停止」「心臓停止」が死の決定的な三つの徴候とされ、「三徴候死」が「人の死」であるというのが世界中の多くの人々の常識であった。なかでも「心臓停止」（心停止）を最も決定的な分かれ目と見るのが感覚的にわかりやすかったので、漢字で示さないとわかりにくい「さんちょうこうし」よりは「心臓死」という呼び方が一般的には通っている。日本の埋葬法では、この三徴候で死を確認してから念のため二四時間の経過を待って、死者の埋葬を認めている。

人はやがては死ぬものであるが、普通はそれを早くとは望まない。自分の老親についても十分な長生きを望む場合が多いだろうし、自分と同世代の者が、さらには自分の子が先立つとなると、「簡単には死なせたくない。手を尽くして一年でも一日でも長く」と望むのが人情だろう。だからこそ人類は、死を先延ばしにするための医学・医術に多くの資源を割いてきたし、それでも訪れてしまった死には、哀悼の意と厳粛な儀礼をもって丁寧に対応してきたのである。

脳死は二〇世紀に「つくられた」新しい死

この「わかりやすい」＝「多くの人が受け入れる」死に対して、「わかりにくい」＝「受け入れに賛否が分かれる」死が「脳死」である。そして脳死は、自然発生的に認められるようになった死ではなく、二〇世紀後半の移植医療が「要請」して、新たに「つくられた」死であると言える。「人の死」と認めてよいかどうかについては、ここ半世紀、賛否両論があったし、今もある。欧米の「医療先進国」では、脳死を「人の死」と認める人が大半になったと言われる。それに対して日本では、脳死を「人の死」とは認めない人が何割か存在し、彼らを「時流に遅れた人だ」と批判する移植医療者もいる。しかし、死という悲しく厳粛な事実を受け入れるのに、時流に乗っているか遅れているかという価値判断がふさわしいだろうか。

なぜ、「脳死はつくられた」のか。間違いなく、「臓器移植をしやすくするため」である。一九五四年のアメリカでの腎臓移植の世界初成功（といっても、一卵性双生児間での生体移植で八年後には死亡）、一九六七年の南アフリカでの世界初の心臓移植（一八日後に死亡）あたりから、臓器不全の患者に他者の臓器を移植する手術が世界中で試みられるようになった。腎臓移植では徐々に成功率が上がった（術後、長期生存する者が出てきた）が、心臓移植では上がらず（いずれも短命に終わった）、心停止した者の心臓を移植しても役立たないことがわかってきた。かといって、拍動中の心臓を摘出することは殺人罪に問われる。「心臓死」に至っていない人の心臓を摘出して移植に使えるようにするために、新しい死の定義が「要請」されたのである。現在では、心臓なら四時間、肝臓なら一二時間が、摘出から移植への限界と見られており、「脳は死んでいるが首から下は生きている」人の心臓と肝臓が求められている（逆に言うと、「もう少し長持ちする」腎臓や角膜の移植なら、心臓死を待ってからでも間に合うと期待できる)。

おりしも一九五〇年代以降は、人工呼吸器などの延命装置が開発された時代である。脳機能が停止して呼吸が停止しやがて心臓も停止する、と見られる人を、人工呼吸器で呼吸を確保し心拍のある状態に保つことができるようになった。この状態は「超昏睡」あるいは「不可逆的昏睡」と呼ばれ「生」の範囲と認められていたが、先の「要請」から「脳死」と呼びかえられていく。一九六八年のアメリカでの「ハーヴァード大学基準」がその「呼びかえ」の転換点だとされる。

脳死を認めることが「先進的」で「正しい」のか

脳死は、「人工呼吸器をはじめとする近代的生命維持装置のおかげで心臓などは動いているが、脳機能は不可逆的に停止していて生き返らないと見られる状態」と定義できる。そしてそれを一律に「人の死」とするのがアメリカ、スペインなどの「移植先進国」(脳死者からの移植件数の多い国)であり、一方、「脳死反対派」が比較的多くいる日本は「移植後進国」であると呼ばれることがある。

しかし、「移植先進国」になることで人の世の不幸が減り幸福が増えているとはあまり思えない。脳死を積極的に認めそこから移植用臓器を供給している国では、「臓器が悪くなれば移植に頼ればよい」という依存効果が生まれ、移植希望者が増えて臓器不足は解消されない。また、「積極的に=安易に」脳死判定が出されているという疑念があり、ホームレスの行き倒れが救命医療をされずにさっさと脳死に持っていかれて臓器も骨も全部取られた、という告発ルポルタージュもある。

そもそも、死の受け入れ方に「先進的／後進的」という呼称が適切だろうか。「移植先進国」になることがいのちを守る社会になることなのだろうか。哲学的・倫理的な観点から、そして技術の功罪を予測して未来社会を考える姿勢から、深く検討する必要がある。

先に述べたように、人類には三徴候死（特に心臓死）で死を認めてきた長い歴史がある。それをこ二五〇年程度の「医療の便宜」で変えてしまってよいのか。私は古い慣習にしがみつく伝統主義者ではないので、古いものが正しく新しいものがダメとは言わない。しかし哲学史・思想史に学んできた立場から、歴史の波に洗われて生き残り今日まで受け入れられている倫理的習俗には、ここ数十年だけの「浅知恵」より深い存在理由がある、と考えている。目先の利害にとらわれず（それが哲学者の矜持である）、落ち着いて過去と現在を見つめ、なるべく遠くまで未来を展望して考えてみよう。とりあえず指摘したいのは、次の三点である。

「脳死」への哲学からの疑念

第一点。「二〇世紀後半から現在までの移植医療事情に合わせて死を定義し直す」のが、人類史にとっては刹那的で拙速な判断に見える。「死」は人類にとって重大なテーマであり、「死を意識しながら生きる」ことが人間に宗教その他の文化を創造させた最大の理由だ、というのが私の哲学命題なのだが、「心臓と肝臓の人から人への移植に有利」という便宜だけで死の定義をずらすことが妥当なのか。現在は臓器不全に対して、他者の臓器を移植するのが抜本的な治療ということになっているが、二一世紀後半には他人から臓器をもらうのではない治療法が開発される可能性がある。すると、脳死を「要請」する理由の大きな部分がなくなる。こんな事情に左右されて死の定義を半世紀ごとに変えるのは、奇妙なご都合主義に見える。

第二点。今の脳死‐臓器移植という路線は、「脳機能があってこそ人格であり、それが止まれば人として終わりだ。そして首から下は交換可能な部品であり、〝役立たず〟となった他人から取ってくればよい」という人間観を助長する危険がある。脳のみを重視する「唯脳論」的な発想はある種の能力主義に行き着くし、首から下の「パーツ化」は人間をどんどん機械に近づける。しかもそのパーツを瀕死の人から調達すればよいとなれば、「脳がしっかりしている人に〝良い部品〟を集めよ。脳がほぼダメになった人はさっさと〝提供者〟となることでせめて世に貢献せよ」という風潮を招きかねない。

第三点。脳死状態になれば、人工呼吸器などをつけていても、多くは一週間程度で心臓死に至ると言われる。仮にそうだとしても、その一週間が本人と家族にとっては貴重な時間なのではないか。死を意識しながら生きる人間にとって、たとえば自分の肉親がいよいよ死にゆくという日々は厳粛なものである。呼吸が止まり心拍も止まり体が冷たくなり硬直していく過程を見届ければ、いわば「見える死」ならば、看取る家族も納得して受容しやすい。この「別れの時間」をきちんと過ごすことが、「死を見送り、見送られる」人間の世代交代にとって大切なのではないか。ところが「脳死状態」は、体温もあるし汗もかく。妊婦であれば出産さえも可能だ。「返事はしてくれなくても体はまだ生きている」と感じられるのに、脳死判定という一般人には「見えない死」を今すぐ認めよと迫られる。これでいいのか。

2　脳死・臓器移植をめぐる問い

脳死者は本当に死んでいるのか

哲学的な死生観、人間観として上記のように指摘したのは、今の世の「脳死を認めるべき」という趨勢に根本的疑問を感じるからである。しかし「そもそも人間の哲学として」と言わなくても、医学や社会学の文脈からも脳死と臓器移植への疑問は指摘できる。

まず、脳死者は本当に死んでいるのだろうか。医学や生物学の立場から「脳死＝人の死」に疑いを投げかける論として、「ラザロ徴候」の指摘がある。仰向けに寝かされた「脳死者」が、胸前で祈るように両手を合わせることがあるのである。また、臓器摘出のためにメスを入れると脈拍や血圧が上昇し手足が暴れ出すので、麻酔薬と筋弛緩剤を打つ。正真正銘の死体ならもはや動かないはずである。

薬剤で鎮静化しなければならない相手が「死者」なのだろうか。

このような徴候について、日本の脳死推進派の医学部教授は「カマキリの頭、落としても、手、動きますよね。それと同じなんですよ」とテレビで答えたし、臓器移植法を進めた自民党議員は「首を切り落とされて走り回っている鶏」という文言を持ってきて説明した。配慮に欠ける物言いだと思う。たとえその後に完全に絶命して動かなくなるときが来るとしても、その最期のしばらくの動きは生命活動である。人間どうしなら、そこを丁寧に見るべきだろう。

「どっちにしろ、間もなく死ぬんだから同じだ」と言って済ますのは感心しない。「間もなく」が一週間しかなくても、たとえ数時間でも、本人と家族にとっては貴重な別れの時間であることは、先ほども述べた。

実は「一週間」というのは「多くの場合は」であって、一年以上「脳死状態のまま生きていた」人の例はいくつもある。四歳で臨床的には脳死と診断された子が二〇年後に体も大人になってから心停止した、という研究報告もある。寝たきりが何カ月も何年も続いた場合の看護負担の問題は、医療福祉のあり方として別に考えねばならないが、その事情が「早い時点で死とすべきだ」という結論に直結するわけではない。

つまりはこういうことである。誰が見ても「死んでしまった」と受容されたあとで「他の人の役に立てるなら臓器提供も」という話が出てくることはありうるが、そのために「早期の死を認めよ」と一律に強制するのは本末転倒である。いのちと身体は、まずはその人自身が周囲の人と共にあって全うすべきものであり、「二次的利用」がありうるとしても、あくまで「二次的」にとどまるべきだろう。

脳死は「死」、植物状態は「生」でうまくいくか

「脳が死ぬ」とはどういうことか。脳は大きく分けると、頭の大半を占める大脳と、後頭部の小さな小脳と、首から下につながる脳幹の三部分からなる。機能を大ざっぱに分けると、大脳が運動や思考の主な活動をつかさどり、小脳が運動を調節し、脳幹が臓器の働きを支配している。首から下、特に呼吸・循環機能に直結する脳幹が機能停止すると生命維持がなされないので「脳幹死」こそが「脳死」である、というのがイギリスなどでの定義であるが、それよりは慎重に国民的合意を得ようとするアメリカやドイツなどは、そして日本も、脳幹のみならず大脳と小脳の機能停止も含む「全脳死」をもって「脳死」としている。大脳のみ（あるいは小脳も）の機能停止も広い意味では「脳死」と呼べるのだが、こちらは脳幹は機能しており自発呼吸と血液循環は保たれるので、「植物状態」と呼んでいる。

今日の脳死肯定の趨勢では、脳死は「死」で植物状態は「生」ということになっている。脳死は「不可逆」であり人工呼吸器などで「無理やり」首から下を動かしているから「死んでいる」のだ、

と説明される。植物状態は自力で呼吸しており栄養補給を続ければ「生存し続ける」ことも可能だし、植物状態から意識を回復する例も少しはある、と説明される。しかしこの区別は、意味を持たなくなっていく可能性がある。

「脳死は不可逆。脳死から生き返った例はない」と言われるが、この言には二つのトリックがある。第一に、脳死判定はたいてい脳死を認める人々の間でなされるから、脳死と見込んで判定を出した時点で、もはや濃厚な蘇生努力は行われない。「不可逆。助からない」という状況は「もはや助ける努力をしない」という行為の結果もたらされているにすぎない、とも言える。第二に、「脳死らしき状態」から回復した例は実はあるのだが、「脳死判定までは出していなかった」とか「脳死判定を出したがのちに訂正した」と弁明されている。「生き返った例があったら脳死判定をあとから訂正する」のだとしたら、「脳死から生き返った例は皆無」という状況を作り続けることができてしまう。私が直接聞いている脳死状態からの回復例は、大阪府高槻市の山口研一郎医師（脳死反対派の論客としても有名な脳外科医）がリハビリを受け持った二〇代女性である。その他、文献では「脳死宣告が聞こえていた」という回復患者の話もある。いずれも、患者の家族などが医師の「脳死誘導」に乗らなかったから助かった、という例である。医師は「ここに脳死者を一人出せば臓器をあちこちに持って行って一〇人の臓器不全患者を助けられる」と思ったかもしれないが、その「計算」は優先順位を間違えている。

「そんなものはまれな例外だ。一〇〇パーセントではないかもしれないが、九九パーセントは脳死状態の者はそのまま死に至るのだ。ならば潔く諦めてもらって臓器を提供してもらうほうが、助かる人が増えて社会の効用が高まる」と言う人がいるかもしれない。しかしこの効用主義も、優先順位を間違えているのではないか。

そして、「九九パーセントはダメなんだから」という発想は、「生」の側にかろうじて分類されている植物状態の人にも及ぶ危険性がある。「九五パーセント以上の植物状態患者は寝たきりで数年後には死ぬんでしょう？　立ち歩きできて、働いて稼げるようになる人なんて滅多にいないんでしょう？　看護負担ばかりなら、さっさと死んでもらったほうが、家族の労力も医療福祉予算も節約できていいんじゃないですか。ついでに、今まで周囲に負担をかけたお返しに臓器提供でもしてもらえば……」という発言が、次には出てくるかもしれない。

脳死を認めれば臓器不全患者は救われるのか

脳死および脳死移植に反対する論が出されると、次のように言い返されることがある。「日本には一万三、〇〇〇人も臓器を待っている人がいる。脳死反対派はその人たちを見殺しにするのか」と。この発言には、いくつかの誤解ないし曲解がある。

まず、臓器不全患者が約一万三、〇〇〇人いるのは事実だが、そのうち約一万二、〇〇〇人は腎臓の不全である。これに対しては、とりあえず人工透析という医療がある。もちろん、人工透析は大変だし、病状が深刻になって移植を求めざるをえない場合も出てくる。しかしその場合でも、腎臓移植は提供者の心臓死後でも間に合うから脳死を必須とはしない。心臓死では間に合わなさそうなのは心臓移植と肝臓移植だが、その対象者は何千人もおらず、数百人である。「一万三、〇〇〇人を見殺し」は明らかに誇張である（この数百人においても、脳死を認めることで「死」から「生」へ全面反転するわけではないことは次に述べる）。

次に、脳死を認めれば日本中にドナー（臓器提供者）が出現してあらゆるタイプの移植用臓器が調達できるように思う人がいるが、それは違う。日本で年間ざっと一〇〇万人の死者が出るが、脳死状態を経て心臓死に至る人はそのうちの約一パーセントである。事故で頭を打つとか脳出血とか、脳にまず集中的損傷を受けた人の中に、脳死状態を経る人がいるにすぎない。しかも、若くて「生きのいい」臓器を持っている人はさらに少なく、たいていは老齢だったり病気持ちだったりする。脳死を大幅に認めても、適合する臓器がたくさん調達できるわけではない。

最後に、移植は完治を約束する夢の医療ではない。たとえば日本初の心臓移植である一九六八年の「和田移植」では、レシピエント（臓器の受け手）は八三日で死亡し、移植しないほうがまだ長生きできたのではないかと見られている。今日のような脳死判定基準がなかった時代だが、和田寿郎札幌医大教授のこの強引な移植手術は、ドナー青年への蘇生努力にもレシピエント青年への移植の適切性にも疑問を残し、日本の移植医療史の汚点とされる。そして、そもそも移植は万能ではないことを示すものとなった。「移植しないと助からない」と医師は言うかもしれないが、これは「移植すれば助かる」ことを必ずしも意味しない。移植した場合としなかった場合の完全な対照実験はできないが、私なりに聴取した範囲で考えると、移植したことでかえって苦痛が増したり、いのちが縮まったりした例は結構ある。

脳死者の「促成栽培」につながらないか

先ほど（九六頁）「一人の脳死者を出せば一〇人の臓器不全患者を助けられる」という発想を紹介した。例に挙げた二〇代女性の両親は、アメリカ旅行中に事故にあった娘のところに駆けつけたのだが、一〇人どころか「二〇人助けられる」と医師から脳死受諾・臓器提供を持ちかけられたそうだ。そこで「まずは蘇生努力を最大限に」ときっぱり言い返して、娘の「生還」を勝ち取ったのである。

しかし、そういう「粘り強い擁護者」がいなかったら、医師に気後れして言い返しにくい状況にあったら、医師が効用主義者で移植の成果に関心が移っていたら、あるいはその医師は蘇生努力をまずは考えていても、扉の向こうに移植チームが来ていてそこに恩ある指導教授がいたら、あるいはまた、先の告発ルポルタージュのような「身寄りもなく役立たずの」ホームレスが脳死に近づいていていたら……やはり「脳死はつくられる」と言える。二〇世紀後半の医療状況は、定義としての脳死をつくったが、特に「移植先進国」の日々の医療では、実際の脳死がつくられているのかもしれない。医師は「医療資源の配分」にも気をつかう。それ自体は悪いことではない。しかし目の前の一人の患者が「一〇人向けの資源」と思えてしまったら、その医師が他の臓器不全患者にも数多く関わって悩んでいたら、素人には「見えない死」を早めに誘導してしまうかもしれない。これを私は「脳死者の促成栽培」と呼んで危険視している。今は「脳低温療法」（あるいは脳低体温療法）という、脳死寸前から救命する治療法もある。やはり目の前の一人への救命努力がまずは求められるべきだろう。

臓器移植のために臓器提供者の早期の死を認めよと迫るのは「優先順位を間違えている」、「本末転倒である」と語ってきた。私の根底にあるのは、「最も弱そうな、最も死に近そうな一人」を早めに犠牲にして「他の一〇人分の資源」と化することへの抵抗感である。臓器・身体・いのちは、まずはその当人に所属している。そこを切り分けて他者に譲ることは、たとえ相手が一〇人であっても正当化されない。その一〇人とて、一人一人は自分の身体を守ろうとしているのだから、それぞれの占有権はまずは同等に尊重されるべきだ。譲り渡してよい場面があるとすれば、「占有」にまったく意味がなくなったと誰もが納得したとき（たとえば遺族も同意しての死者の献体）や、部分提供をしても占有状態がほとんど傷つかないとき（たとえば適量の献血）など、条件が整った場面に限られるだろう。

他者からの移植が最善の道か

他者からの臓器移植という、二〇世紀後半に出現し二一世紀中盤には消滅するかもしれない医療のために死の定義をずらすのは、人類史・哲学史の観点からは歓迎できない。これが当面の私の見解である。そして、人間社会の平等という観点からも、臓器を人から人へと移すことにはあまり賛成できない。

世の中には残念ながら多くの不平等がある。不平等な部分にはその差を縮小・解消する力を注ぎたいし、平等が何とか保たれている部分にはそこが掘り崩されないようにしたい。そして「いのちは一人一個、身体は一セット」というのが、平等を守る希少な防波堤の一つなのである。ここを掘り崩すと、「いのち、身体を〇・七個しか持てない人と一・三個持ちうる人」をつくることになりかねない。実際、一人に二個ある腎臓については、腎不全の富者が貧者に札ビラをちらつかせて腎臓一個を買い取るという臓器売買が、国際的な闇ルートで横行している。金持ちには一・五人分の腎臓があり貧乏人には〇・五人分の腎臓しかない、ということだ。経済格差や仲介者のモラルなど考えるべき点は多々あるが、根本的には「人から人への移植が手っ取り早い」という医療の現状に問題があると思う。

「そうは言っても、今は移植しか助ける手段はないんだよ。人類史の死生観とか身体の平等とかを議論する前に、今年の、来年の、臓器不全患者を助けたいんだよ」――誠実にそう反論してくる医師はいるだろう。同じ誠実さで考えよう。

まず、「移植しか助かる手段はありません」と言う医師にこう問うてみよう。「〝移植しか助からない〟イコール〝移植すれば必ず助かる〟ですか。移植しなければ必ず苦痛ばかりで一年以内に死に、移植すれば必ずあと二〇年まったく元気に暮らせるのですか」と。これは極端な問いではない。なぜなら、移植を勧めるときの先の医師の言は、弱っている患者とその家族にはそう響くからだ。医師も保証を与えるような言質は取られないようにしながら、そう響いていることには気づいている。

本当に「誠実な」医師なら、たとえばこう答えるだろう。「同等の病状で一年以内に死に至る人が四〇パーセントというデータがあります。三年生存率は三〇パーセント、五年生存率は一〇パーセントです。医療は日進月歩ですから、だましだましでも一〇年生存する可能性は今後増えるかもしれません」。そしてたとえばこう続けるだろう。「移植できた場合ですが、手術時に死亡する可能性が一パーセントあります。すぐ感染症にかかったり移植臓器が定着しなかったりして一年以内に死ぬ可能性が一〇パーセントあります。免疫抑制剤は一生飲み続けねばなりません。他者の臓器に拒絶反応を起こさないように免疫力をわざと低下させる、いわば免疫不全、エイズに近い体調にするのですから、感染症の危険も一生ついてまわり、〝まったく元気〟とは言えません。データ予測では、三年生存率は五〇パーセント、五年生存率は二五パーセントです。あと、五〜一〇年後に移植臓器がくたびれて使いものにならなくなる可能性があります。そのときはまた次の臓器を探してきて手術ですね」。

これは意地悪ではない。「誠実な」予測である。医師は上記のように説明すべきだろうし、患者はここまで聞いたうえで比較考量し、移植を選択するかどうかを決断すべきだろう。「〇点対一〇〇点」であるかのように説明すべきではない。「私の予測では、期待値三〇点対期待値七〇点です。哲学者さんなら四五点対五五点と言うかもしれません。そして期待値とは一〇〇人、一、〇〇〇人の平均値のようなものですから、期待値が低くてもあなたに当たりくじが来る場合も、期待値が高くても外れくじが来る場合もあるのです」――これが公平な情報伝達である。そこに医師として、人間として、どんな共感や支援のメッセージを添えるかは、もう一つ別の問題として深く考えることにしよう。

3　移植医療・再生医療はどこを目ざすべきか

「他者からの移植」は過渡期の医療

他者からの移植はいのちと身体の平等を掘り崩す危険性がある、と述べた。マンガやドラマや映画では、特権階級者たちが自分に適合する臓器を持つ庶民をさらってくるとか、クローン技術などで同じ遺伝子の「予備の私」を用意しておくといった物語がある。そこまでいかなくても、貧富の差につけ込んだ臓器売買は現実にある。やはり、他者からの移植に頼っている限り、「受け取れる期待を持てる人々」と「差し出す側に立たされやすい人々」との色分けが出てきてしまう危険性はぬぐえない。

移植の平等性・公平性を保とうと努力している移植コーディネーターたちの姿を見聞きすると、ねぎらいたくなる。しかし、臓器をもらえるチャンスのある医療環境自体が、やはり特定の人々に限定されている。「お金を集めて海外で移植」といったニュースを聞くと、その苦労には共感する。しかし、「集める手がかりもない人々、国々はどうするのか」と思ってしまう。

やはり、他者からの移植は二〇世紀後半から数十年間、せいぜい一〇〇年くらいの過渡期の医療だ、と認識すべきだろう。そもそも異物を排除する「免疫」という人間個体の本性に反しているのだ。「移植された臓器という異物」を排除する機能をわざわざ免疫抑制剤で低下させ、結果としてウイルスなどへの抵抗力が落ち、感染症に一生ビクビクするのは健全な人生ではない。「死ぬよりマシ」と言われるかもしれないが、最善策でないことは明らかで、目ざすべき本道は別にあるだろう。

「他者のいのちをもらう」こころの重さ

「移植を待望する」患者やその家族も気の毒だ。他者が死ぬことを、少なくとも大きく傷つけられて体の一部を切り取られることを、期待してしまうのだから。「ウチの娘と同じサイズの心臓の持ち主が、明日にも交通事故で脳死になってくれないかな」と願ってしまう自分のこころを、やはり悲しく思うだろう。これがドラマの世界だと、同体格の子どもをわざとひき殺してしまう親、という意地悪なシナリオになる。ネットの裏社会なら、「おたくの娘さんに適合しそうな子を探して暗殺してあげましょうか。報酬は……」となるのだろうか。そんな悪魔のサイトが、ひょっとしたらもう実在しているのかもしれない。

ここまで話を悪いほうへ持っていかなくても、「人のいのちの一部をいただいた」という事実は、当面はおごそかな感謝の念を生むだろうが、やがて当人にとっては重荷になりかねない。「その人の分まで大切に生きます」と一年目は思っているだろう。しかし五年経ち一〇年経ち、人生に行き詰まったとき、「他者から分けてもらったいのちに値しない自分」を二倍責めることにならないだろうか。しかも、周囲の人から責められたとしたら、さらにはその周囲の人に「ドナー遺族」まで混じっていたら、どうだろうか。「あなたは、わが亡き息子の心臓に恥じない人生を送っていますか。命日には墓参りに来て、毎年その報告をしてくださいね」と言われ続けたら、「移植なんて受けなきゃよかった」と後悔するかもしれない。

よって、この範囲での結論はこうである。他者からの移植という医療は、人の世の平等を掘り崩す危険性、免疫抑制という反本性的な不健全さ、他者の人生まで背負うという心理的重荷、以上の三点から「あくまで過渡期の医療だ」と肝に銘じるべきだろう。「今だけ、緊急避難としてこの手段を使っているにすぎない。厳しくチェックしながら必要最小限に使い、危険なデメリットについても患者とその家族には誠実に話そう。そして別の本道を一日も早く見つけよう」と、医療者たちには考えてもらいたい。

「自家移植」という可能性

では、その「別にあるべき本道」とは何か。私は医学の専門家ではないが、医学や生物学を生命倫理から研究し続けている知見をもって、多少なりとも語ってみよう。ここでの私なりの答えは、「自家移植」である。

自家移植とは「自分の体から取ったものを自分に移植すること」である。「自己移植」と呼ばないこともないが「自家移植」のほうが一般的である。わかりやすい例で、実際よく行われているのが、「皮膚の自家移植」である。顔をやけどして頬に大きな跡が残ったとする。自分の尻の皮膚を小さく切り取り、培養して広げ、頬に張りつければ傷跡はかなりマシになる。他者の皮膚なら、遺伝子構造が違うので定着しないだろうし、適合しそうで気前よく皮膚を提供してくれる他者を探し出すのも難しい。一生恩義を感じ続けねばならないのも窮屈だ。自家移植なら多くの難点をクリアできる。

「悪くなってしまったところに正常なところから移植する」というパターンとは別の自家移植もある。「正常なものを前もって取っておいて、治療でつぶしたところに後で入れ直す」という自家移植である。

悪性リンパ腫つまり「血液のガン」になってしまったとき、骨髄に放射線を当てて「ガン」をやっつけよう、と考える。しかし放射線は骨髄の正常な造血幹細胞まで破壊してしまう可能性が高い。そこで前もって造血幹細胞を取り出しておき、放射線治療をした後で、取っておいた自分の造血幹細胞を戻すのである。少し前は骨髄そのものから取る「骨髄移植」しか手がなかったが、最近は体のあちこちの血（末梢血）にも造血幹細胞がわずかに混じっていてそこから抽出することもできるので、「自家末梢血幹細胞移植」で済むようになった。

造血幹細胞はその名のとおり血液をどんどん増殖してくれるのだが、体のいろいろな部分になってくれる元となる「幹細胞」はいろいろある。骨髄にある幹細胞も、血液以外のものに誘導できる可能性はある。もしいろいろな幹細胞からいろいろな体の部分が造れるのなら、たとえば「この幹細胞をこう誘導したら心臓の筋肉が造れる」となったら、心筋梗塞で壊死した部分に新しい心筋を自家移植する、という治療が可能になる。元が自分のものだから、免疫による拒絶反応は起こらないと予想される。他者の死で得られる心臓を待ち望む心理からも、免疫抑制剤を一生飲み続けねばならないという負担からも、解放されると期待できるのである。

再生医療の希望

今述べたのは希望的観測である。しかし、まったくの夢の絵空事ではない。自分専用のスペア心臓を丸ごと造るのは難しいだろうが、自分の細胞から心筋を造って何度もつぎはぎしながら一〇年、二〇年と寿命を延ばすプランは、近未来に実現を見込める構想だと思う。

私の根本的な医療観は、「そもそも医療の本質は自己治癒、自己再生である。医療技術はその手助けをするにすぎない」というものである。外から何かをこしらえて持ち込むのが医療の本道ではない、と考えている。

刃物で脇腹を切ってしまったとする。外科で何針か縫ってもらうことになるだろう。しかしこの「縫う」作業は、皮膚と皮膚を近づけるものでしかない。「ひっつける」のは細胞の自己増殖力である。皮膚自身がひっつきやすいように、外科医は補助しているにすぎない。さまざまな病気に対する飲み薬も注射も、病原菌そのものをやっつけるというよりは、体が病原菌をやっつける作用に、勢いをつけてやっているだけのものが多い。

この考え方でいくと、深刻な臓器不全についても、「自分が体内に持っているものをうまく使って再生させる」という「自己再生」をこそ目ざすべき本道としよう、という話になる。「再生しないから不全と呼ぶのだ」と反論されそうだが、そのままでは再生しないものでも、いったん外に取り出して培養し直してから戻すとか、自分の体の別の箇所から似たものを取り出して埋め合わせるといった方針は、もっと追求できると思う。スポーツ選手が、酷使してダメになった骨や腱があるとき、自分の体の別の骨や腱を移植して治す、という話はよくある。

こうして私の議論は、「他者からの移植に頼るな。それは緊急避難としてのみ、過渡期の医療としてのみ認められる。医療の本道は自家移植、自己再生である」という話になる。一〇年前はES細胞（胚性幹細胞）が話題となったし、最近はiPS細胞（人工多能性幹細胞）が話題となっている。それらは「再生医療の切り札」と呼ばれたりもする。すべてがすぐにうまくいくわけではないし、そこにはまた新しい危険性が、マイナスの副産物が、待ち受けているだろう。それには気をつけながら、「目ざすべき本道はどこか」を追究していきたいものである。

再生医療の留意点

「新しい危険性」、「マイナスの副産物」と今述べた。まだ予測不能な面もあるが、現時点で考えられるものを「再生医療の留意点」として、この章の最後に少しだけ挙げておこう。

ＥＳ細胞は、胚（細胞分裂を始めた卵子）を壊して造るので、そこから血液や心筋が造れるとしても、やはり他者の持ち物を横取りしている、いのちの源である卵子を部品にねじ曲げている、と批判された。他方、ｉＰＳ細胞は、自分の細胞を「初期化」して造れるのでそういった批判を免れる、と言われる。たしかに、ＥＳ細胞よりｉＰＳ細胞のほうが、技術的には難しいが倫理的には問題点が少ないだろう。

では、ｉＰＳ細胞から自分専用の「部品」を造るのなら、それが実現できるようになったとして、何をしてもよいのだろうか。留意したい心配がいくつか思い浮かぶ。

たとえば、精子や卵子もある種の「部品」である。精子、卵子をｉＰＳ細胞経由で造って子づくりをするとしたら、認めてよいのだろうか。ｉＰＳ細胞経由なら、女性が精子を、男性が卵子を造ることも可能だろう。自分一人で受精卵も造れてしまう。どこまでやってよいのだろうか。男女、親子という存在様式が変質してしまい、「愛とは何か」まで問い直されるかもしれない。

別の話として、再生医療が「うまくいきすぎた」場合の懸念を語っておこう。心臓が悪ければ心筋を、あわよくば心臓丸ごとを、自分の体から造れるようになったとする。肝臓も腎臓も、手も足も、となったとする。「いつでも新しいものと交換できる」となれば、「どんな不摂生をしても、無茶な扱いをしても、壊れれば取り換えればいい」という発想にならないだろうか。身体そしていのちへの尊重がかえって失われるのではないか。しかもその再生過程で「増強」や「改良」も可能となれば、「首から下はスーパーマン」にしたくなる人も出てくるかもしれない。再生医療は、「人間サイボーグ」に道を開くかもしれないのである。

本書では「脳死の是非論」までを論じる予定であった。文脈上、踏み込んでしまった再生医療については、また機会を改めて詳しく論じることにしたい。

第5章　環境問題の経済と倫理

1　環境の世紀は地球環境破壊を止められるか

環境の世紀としての二一世紀

二一世紀は「環境の世紀」だと言われる。二〇世紀が、前半期は「戦争の世紀」、「支配の世紀」であったことへの反省として、そして後半期は「福祉国家の世紀」を目ざしながらも「経済成長の世紀」に重心が置かれすぎていたことを乗り越える提案として、「環境」が二一世紀の世界共通のキーワードとなっている。世界各国の経済成長のペースには差があるし、人口問題や資源問題などにも各国それぞれの事情があるが、国内的にも国際的にも環境のことに留意しながら取り組むべき、というのが共通了解になりつつあることは間違いないだろう。

たとえば、フロンガスによるオゾン層破壊について。二〇世紀に発明された化学物質フロン（正式名称はクロロフルオロカーボン）は、液状で冷媒や洗浄剤やスプレー剤として重宝がられ、便利で豊かな経済生活に貢献した。ところが、フロン液はやがてガス化し、成層圏（上空一万二、〇〇〇～五万メートル）のオゾン層（紫外線をカットしてくれるO_3の層）を、国境を越えて破壊することが、一九七〇年代にわかってきた。一九八七年採択の「モントリオール議定書」から国際的にフロン規制が始まったが、経済力や技術力のある先進諸国はオゾン層破壊の少ない代替フロン（ハイドロフルオロカーボンなど）に切り替えられても、発展途上諸国はすぐには切り替えられない。代替フロンでもオゾン層を少しは破壊するし、地球温暖化をもたらす温室効果は相変わらず高い。炭化水素など無害なノンフロンのものへの早期の切り替えが望ましいが、経済事情もあって簡単には進んでいない。オゾンホール（オゾン層が薄くなった「穴」）の広がり具合は、最近はマシになった（大気中の塩素・臭素の量は横ばい状態）と言われるが、安心できる状況ではない。まさに国境を越える問題であるから、各国の事情に配慮しながらも、技術的・経済的な国際協力が求められる。

またたとえば、森林伐採にしても、国内事情と国際事情が交錯する。緑の大切さはわかるが森林を切り売りしたり農地に変えたりしなければ貧しさから脱却できないと主張する途上国、その国に世界的視野での森林保護を呼びかけながら安価な木材供給を頼ってもいる先進国、利害と矛盾が絡み合っている。

そしてまたたとえば、世界共通最大の環境問題とされる地球温暖化に至っては、先進国、中進国（途上国から先進国になりかけている諸国）、途上国の間で、協力よりは対立のほうが目立つ。気候変動枠組条約は、一九九七年の「京都議定書」の採択までも大変だったが、締約諸国による議定書の批准・発効は二〇〇五年までずれ込んだし、「京都議定書」がCO_2など温室効果ガスの削減目標時期としていた二〇一二年を過ぎた今、「ポスト京都議定書」は混迷状態にある。「早期に離脱したアメリカが悪い」、「経済力がつきガス排出量も増えた中国が削減に協力しないのは身勝手だ」、「京都を冠する議定書があるのに二〇一三年以降の協力案を出さない日本は不誠実だ」などと、足の引っ張り合いばかりに見える。

環境の世紀は、「環境の保護と立て直しに世界が協力した世紀」というより、「環境を駆け引き材料に諸国が自国の利害を主張し合っただけの世紀」と、後世には呼ばれるのかもしれない。

地球環境破壊という危機

環境が汚染される、自然が被害を受ける、という状況は、ここ数十年だけの問題ではない。遅めに見ても二五〇年前の産業革命から始まっていたし、早めに見れば農耕文明の始まりとされる一万年前から、自然への侵食は始まっていた。だがここ数十年、こんなにも話題にしなければならない特徴が出てきたとは言える。基本的な状況確認として、その特徴を三点挙げよう。

第一点は、環境問題の地球規模化である。三〇年ほど前までは、環境問題＝公害問題と見られており、一国内の、地域限定の汚染と健康被害が問題視された。一九七二年の国連人間環境会議（ストックホルム会議）では、日本から水俣病被害者が参加するなど、地域ごとの公害問題を国際協力で解決することがテーマだった。地域限定だから、加害者と被害者を確定することが可能だったし、対策や賠償の方向性も出せた（それすら実行不十分な例が多いのは残念だが）。

ところが最近は、地域的にも国境によっても限定されない「地球環境問題」と呼ばれることが増えた。先に例示したフロンガスも森林伐採もそうだし、一九九二年の国連環境開発会議（リオデジャネイロ会議、俗称「地球サミット」）では、地球温暖化や地球生物多様性喪失がテーマとなった。今や、国ごと、企業ごとに対処を考えればよい時代ではなくなり、対策ひとつとっても国際協調が必要となるのである。

第二点は、地球崩壊が間近ともささやかれることである。一万年前の農耕であれば、大地に手を加えるとはいえ、自然の摂理に沿ったものであったし、二五〇年前の産業革命初期であれば、小規模だから資源を取り尽くすことは少なかったし、汚染物や廃棄物をたれ流して地域限定の被害を出すことはあっても、やがては自然浄化される範囲にとどまっていた。

ところが最近は、急激な大規模開発で、地下資源や森林資源や漁業資源を一挙に取り尽くす恐れが出てきた。また温暖化や、汚染物・廃棄物の急速な大量排出は、地球生態系の限界や自然の浄化力・再生力を超えつつある。資源の採取は「枯渇」に、汚染は「破壊」になり、産業が立ち行かなくなるどころか、人間の（そして諸生物の）住める環境としての地球が崩壊する危険性が出てきたのである。数十年や数百年のうちに崩壊するという予測が現実味をもって出されるようになったのは、ここ一〇年、二〇年のことである。

第三点は、世界が団結する道が険しいままということである。第一点の「地球規模化」と第二点の「崩壊間近」から導き出すべき方針は、「世界が国境を越えて協力し」、「早急に対策を立てて実行する」ということである。しかし、環境に関する国際協調の早期実現は難しいのが実情である。

代表的な障害が「南北問題」である。北側（先進国）と南側（発展途上国）との経済格差に起因する問題はさまざまあるが、地球環境問題にも南北格差が絡んでくる。北側諸国は、「豊かさ」を維持する経済サイクルにブレーキをかけにくい（環境に配慮し始めてはいるが、少しずつのブレーキでしかない）し、南側諸国は、初めて工業化のアクセルを踏もうとするときにブレーキも踏めと言われても納得できない。途上国は「先進国が責任を取ってもっぱら環境保護に回れ」と言い、先進国は「地球全体が危ないから途上国も環境協力を」と言い、中進国（中国、インドなど）は、開発競争においては先進国と肩を並べたがるのに、環境保護においては自らを途上国の立場に置きたがる。

2　資本主義経済が環境破壊の元凶か

資本主義下の環境問題

経済的利害が世界の環境保護を難しくしているのは間違いない。フロン問題にしても、その便利さを二〇世紀の間フルに使って豊かになり、余裕ができた先進国が「これからは作るな、使うな」と言っても、途上国は簡単には納得しない。「フロンの回収、オゾンホールの修復はもっぱら先進国の責任だ。資金も技術も足りないわれわれには、向こう五〇年は同等に好き勝手な開発使用を認めてもらいたい。そうでないなら先進国の新製品と新技術を無償供与してもらいたい」と言いたくなるだろう。森林伐採が貧しい国の窮余の策であり、先進国の保護呼びかけも資源収奪との矛盾を含むことは先に指摘した。地球温暖化対策となれば、それこそ先進国と中進国と途上国の利害が対立する。「環境先進国」になりたがっているはずの日本も、「二〇一三年からの「京都議定書」の延長は拒否する。民主党政権時代にCO_2二五パーセント削減、原発廃棄などの目標を掲げたことはあったが、自公政権に戻り国民も経済優先を望んでいるはずだから、あれらの目標は白紙に戻す」という立場を取っている。

こうして見ると、既得利益の維持とそのための開発を優先してしまう資本主義経済が環境破壊の元凶、と思えてくる。二〇世紀はソビエト連邦の誕生（一九二二年）から消滅（一九九一年）までの時期と重なり、特に一九八〇年代以降は、環境破壊の顕在化と社会主義陣営の崩壊あるいは転向が同時に見られた時代である。世界全体が資本主義経済化した今日において環境問題をどう考えるか、ここが大きな課題である。

そもそも資本主義とは何かと問われれば、短くは答えにくいが、ここでは次のように定義しておこう。まず土地を含む生産手段の私的所有を是認し（その私有がどう正当化されるのかという議論はここでは省略する）、世に流通する貨幣を媒介にした商品取引も是認する。そして蓄積した貨幣や財産を「資本」として特定の産業に投下する自由を認め、そこで生産される物を商品として市場に出し、売買の利ザヤを稼ぎ、拡大した資本で再び商品生産・利潤蓄積にいそしむ自由も認める。この過程には資源や労働力の獲得という課題があるが、それも自由競争の市場で適切に（実は力の差につけ込んだだけかもしれないのだが）手に入れればよいとする。

問題点はいろいろある。自由といっても所詮は弱肉強食だし、労働市場は自由で適切な価格がつくわけではなく、労働者は低賃金で搾取されるのが実情だろう。しかし、「社会主義なきあと」資本主義は唯一の正解（少なくとも一番マシな解答）とされている。そして、この二一世紀初頭の結論は、資本主義的な私的所有・商品生産・市場取引の文脈でのみ環境問題も語りうるのだ、という厄介な条件を突きつけてくる。

功利主義と他者危害原則

私有財産と自由な経済活動を奨励するのが資本主義であるが、それを裏打ちする哲学が、イギリスのベンサム（一七四八—一八三二）に始まる功利主義である。功利主義的な自由主義が、一九世紀のイギリスを、そして二〇世紀のアメリカを、経済最先進国にしたと言っても過言ではない。「功利主義」とは、「己を利すること、快楽を得ることを善とし、個々人の利益の総和としての社会的利益を目ざす」という思想である。「皆が自由に自己利益を追求してよい。競い合うことで全体の利益が膨らむのだから」という考え方で「最終的には社会全体の利益になる」という部分が説得力を持つとされ（本当にそううまくいくかは議論が分かれるが）、「最大多数の最大幸福」をスローガンとしている。

この功利主義が単なる「利己主義」に陥らずに「全体の利益」を保証するための唯一最大のルールは、「他者危害原則」である。「他者に危害を与えない限りは何をしても自由である」というルールで、自由競争の公正さを守る歯止めになっていると考えられている。しかし、多くの人が暗黙のうちに認めているこの「他者危害原則」は、環境を守る歯止めにはなりにくい。それを「三つの弱点」と表現してここに指摘しよう。

環境問題における「他者危害原則」の第一の弱点。地域限定で加害と被害が見えやすい公害は別として、全体にじわじわ進行する環境破壊は「他者への危害」であるとは見えにくいこと。今日の環境破壊は、広範で複合的なものが多い。一つか二つの原因を発見して責任者を特定し、被害を定量的に見極めるのは難しい。「危害はこれ。被害者は彼ら。こう改めればくい止められる。被害者救済も原状回復もできる」と単純にはいかないのである。

第二の弱点。お互いに利益を得ていれば「危害」もお互いさまとして済まされやすいこと。今日の環境破壊は、「皆が産業活動に関与する加害者であると同時に、利益享受者でも被害者でもある」という構造をもつ。実は加害と被害には不平等な偏りがあるのだが、被害のほうが多い者でさえ末端の利益はもらっているから、「全部ストップ」とは言いにくい。こうなると、「きれいごとはやめよう。利益も被害も深まるのが資本主義の宿命だ」という開き直りに行き着いてしまう。

第三の弱点。まだ見ぬ未来世代を「他者」としてどこまで配慮の対象とするかが難しいこと。環境破壊の最大の被害者は一〇〇年後、二〇〇年後の未来世代の人々であるが、彼らを被害者と認識してその被害を最小限にくい止めようとする営みは簡単ではない。直接の子や孫ならともかく、遠い子孫までは想像力が及びにくいし、具体的な配慮も思いつきにくい。「未来のためになる」物や活動を思いついたとしても、現在的な商品価値が低ければ資本主義市場では広まらないだろう。

資本主義・社会主義に共通する環境問題

こう語ったからといって、「資本主義が二〇世紀に〝勝利〟したから環境破壊が広がった。社会主義ならそうはならなかったのに」と言いたいのではない。実は、二〇世紀には社会主義諸国のほうが環境破壊はひどかったことが、今ではわかっている。

第二次世界大戦後の約四〇年間は、「冷戦」と呼ばれる東西対立の時代であった。西側（資本主義）諸国で公害が問題になっていたのに対し、東側の大国はこう主張していた。「公害は、資本家が労働者をしいたげる資本主義国特有の現象である。労働者が主役であるわが国ではそのようなことは起こらない」と。しかし実情はその逆だったことが、東側の体制が崩壊してから明らかになった。もともと産業革命には後れを取っていたところに、「西側に追いつき追い越せ」と無理を重ねたものだから、国民の健康・衛生・安全は生産力向上の後回しになり、公害を含む生活破壊は資本主義国よりも悲惨だった。

そもそも社会主義とは何かという問いも、短く答えられるものではないが、ここでは共産主義という言葉との使い分けにもあえてこだわらず、私的所有を廃棄して生産手段や生産物を共同所有・共同管理とし、集団的・計画的経済活動を是とする主義、と定義しておこう。資本主義の階級差・貧富差を乗り越える「労働者の平等な天国」を謳っていたのだが、実際には国家官僚による統制経済の負の側面のほうが多く、経済活動のみならずすべてにおいて自由がない、抑圧と沈滞の社会となっていたようである。国営的産業の生産力至上主義が色濃く出て、西側に対抗する兵器はあっても一般市民の生活物資は乏しい状態で、環境への配慮など二の次であった。

社会主義・共産主義の生みの親とも言えるマルクス（一八一八―八三）の思想がもともと、生産力向上の中で生産手段を労働者が奪取することにとらわれており、産業膨張による環境破壊にまで目が届いていなかったのだ、という見方もある。他方、マルクスは農学者リービッヒ（一八〇三―七三）の自然循環思想を学んでいたから人間労働と自然環境のバランスは考えていた、という見方もある。ここではこの議論に深入りしないが、二〇世紀型社会主義が失敗作だったとして、人間にも環境にもやさしい「まともな社会主義」を二一世紀以降につくれるかどうかは、人によっては興味のわく課題かもしれない。

ともかく、二〇世紀の東西の実験を見る限り、環境に十分配慮する経済システムは資本主義にも社会主義にも備わっていなかったようである。「共産党一党独裁」の中国も、二一世紀に入って経済成長はしたが国内では公害がひどくなっているし、海外資源への食い込み方は露骨な資本主義的手法で、相手国の自然環境や労働者の生活環境に配慮しているようには見えない。やはり環境問題は、現存する資本主義にも社会主義にも共通する未解決問題である。

3　環境問題の基本は倫理から

経済優先では環境は改善しない

経済手法としての資本主義、そして政治システムも含む自由主義は、先に述べた「他者危害原則」くらいしか歯止めがないから、環境がじわじわ破壊されていくのを止めることができないでいる。もちろん経済とて、その「持続可能性」を考えるから、短い年数で地下資源を掘り尽くして翌年から困窮するとか、水や空気が汚れて日常生活に支障をきたすといったことは、避けようとするだろう。しかし今日の経済手法は、あくまで利潤獲得と拡大再生産の持続を目ざそうとするし、利便性と豊かさの持続を目ざそうとする。

「吾唯知足（われ、ただ、足るを知る）」という境地を、経済は許さない。いったん充足しても、その相手の欲望まで再生産して次の商品を買わせようとする。なぜ携帯電話はあんなにも短いサイクルで機種変更を求められるのだろうか。元の機種でもまだ機能の半分も使いこなしていないのに。なぜ情報媒体はあんなにも急速に大量のデータを見せつけようとするのだろうか。一日に読み取れる量には限界があるし、グルメ情報があふれるほどあっても一日に食事は三回しかしないのに。携帯電話会社の人はこう言う。「私だって、小さい子どもまで購買客にするような機種は作りたくないし売りたくない。わが子には高校に入るまでは持たせたくない。でも、わが社が作らなくても他社がどうせ作る。子ども向けはどの社も自粛しようなんて協定は結べない。乗り遅れて損をしないように、というのが自由競争社会だ」。

資源の争奪戦も商品の売り込み合戦も、「環境その他マイナスの側面は二の次」になりやすい。「いや、クリーンエネルギー開発競争のような環境にプラスになるものもある」と言われるかもしれないが、それとて「先に開発すれば儲かるからやってみよう。でも、もし採算に合わなければすぐ撤退しよう」となりがちだ。

やはり「経済が最優先」では、環境は改善されない可能性が高い。

倫理から考える環境問題

ここはやはり、環境危機への対処について、経済の都合を前提にするのではない考え方が求められるだろう。カネの問題を、というよりは衣食住充足の問題を、一切忘れろと言っているのではない。食っていけることは大切だし、生活物資をやり取りする媒介にカネが存在することは否定できない。ただ、今の先進国の経済的な豊かさが本当の豊かさなのか、豊かさ持続といっても欲望自体が拡大再生産される中での豊かさを持続させるのが適切で可能なのか、問い直すべき時期に来ている。

その問い直しの姿勢が「倫理から考える」ということになる。漢字熟語としての「倫」「理」とは、

「人間共同体」の「筋道」であるが、倫理を表す英語の「エシックス」は、古代ギリシア語の「エートス」を語源としており、元来は「習俗」を意味する。人々の暮らしが織りなす「風俗習慣」ということだが、長い歴史の中で暮らしの知恵として根づいてきた「然るべくある姿」であり「暗黙のルール」である、という積極的意味を見いだすことができる。

もちろん、世に存在した慣習のすべてが是認されるとは思わない。「従軍慰安婦に類するものは、日本以外の軍隊も持っていた」というのが史実だとしても、「だから必要だった。今なら性風俗産業を活用すればよい」という議論に持っていくのは間違っているし、「日本が悪いんじゃない。軍が組織的にやった証拠はない」と言い逃れるのは不誠実である（そもそも自分に不都合な証拠を残しているわけがない）。「倫理にならう」というのは、「そうなっていたのだからそれで正しかったのだ」と追認することではなく、その時代と地域の嬉しい現実も悲しい現実もまずは受け止め、歴史の進展と未来への展望も見据えて「然るべく」の人間模様を考えることである。

こう論じたうえで、あらためて提言しよう。環境問題も倫理から考えよう、と。

「〜である」から「〜べきだ」を導き出すことはできない。そう導こうとすることを自然主義的誤謬という」という有名な言説がある。道徳主義が鼻につく論調を批判するときによく使われる哲学論法である。私も「こうあるべき」と声高に叫ぶことが倫理だとは思っていない。しかし、こんなにも欲望拡大再生産がはびこる現代でも、たとえば先の「吾唯知足」という金言が金言として残っており、そちらにむしろ「心豊かさ」を見いだす人が少なからずいるということは、人の世は「然るべき落ち着きどころ」をやはり求めている、ということではないか。「人々の筋目」「エートス」としての倫理から「然るべき道」を探すこと、そこに「行きづまり不安もある経済開発持続」を根本から反省する「議論の留め金」を見いだそうとすることは、今こそ大切だと思える。そこにこそ、「経済事情に呑み込まれない環境への倫理的思考」の価値がある。

「技術」「経済」を正しく支える「倫理」

「環境問題とは、要は技術開発で解決すればよい問題だ」とか、「環境問題は、経済持続との折り合いの範囲内で考えればよい」といった発言がいまだにある。そしてそこには、「環境倫理などと呼びかけてくる連中は、われわれの技術と経済に冷や水を浴びせかけようとしている。そんなお説教は、腹の足しにならないだけでなく、われわれの足を引っ張るからやめてもらいたい」という意識があるように思われる。しかし、「環境も倫理から考えよう」という呼びかけは、「冷や水」や「足を引っ張る」ものではない。

倫理こそ基本、と訴える私とて、技術や経済を全否定したりはしない。たとえば、シェールガス、シェールオイル、メタンハイドレートの採掘・活用に、資源枯渇問題の一つの（つなぎとしての）解決を少しは期待している。だがそれは、あと五〇年か一〇〇年とささやかれた限界を数百年先に延ばせるだけで根本解決にはならないし、かえって資源浪費癖を助長する危険性もある。またたとえば、燃焼ガス中のCO_2を固定し地下か海底に埋めるという野心的研究には、成功すれば地球温暖化対策の選択肢になると期待もしている。だがこれも、「いくら燃やしてもCO_2固定化業者にカネさえ払えばいいんだ」という増長につながりかねないし、そもそもずっと安全に固定できるかどうかは、放射性廃棄物地層処分計画の不確実さよりも不確実に見える。

「技術は当てにならない。経済を追い求めるのは不道徳だ。だから倫理で考えよ」と言っているのではない。むしろ、「倫理という人間生活の留め金を常に意識しておくことによって、技術もまっとうに磨き上げることができるし、経済もバランスよく受け入れ可能な水準に収まるのです」と言いたいのである。

技術は、未熟なまま使われたり乱用されたりすると、マイナスの副産物を生んで、その技術全体が信用されなくなり、それはある意味では人類の財産の喪失となる。倫理は、技術の社会的影響、特に人間の精神的習俗への影響に敏感だから、長期的視野でマイナスへの警鐘を鳴らし、マイナス部分への早期からの継続的補修を技術に呼びかけることができる。倫理は、技術を殺すのではなく、まっとうに生かし、正しく支えるのである。

経済は、まずは衣食住の最低限の保障から始まりながら、果てしない欲望追求に進みがちである。環境問題は「持続可能性」を目標としながら、実は「経済の膨張的持続」「開発の持続」ばかり見ていて「環境の持続」を考えていない、というのが環境倫理からの告発の一つである。「衣食足りて礼節を知る」という人類の習俗的テーゼがあるのに、「衣食足りてなお過度の衣食を求める」とか、「衣食足らざる所に余裕ある所から衣食を配分しない」といった現状に対して、「過度に求めず正しく配分する礼節を考えよ」と提言するのが倫理である。倫理は、経済を否定するのではなく、倫理的正義と両立するような誇れる経済にするのである。

４　環境倫理としての根本問題

応用倫理学としての環境倫理の三大テーマ

では、当面ここまで「足るを知る」とか「礼節」といった文言で象徴してきた倫理的思考を、環境問題、特に、切迫しつつある地球環境破壊問題に、どう立ち向かわせればよいのだろうか。

「倫理学」は「実践哲学」であり、純理論的な哲学を現実生活に応用する知の体系である。最近の「応用倫理学」という表現は、「哲学の応用を応用する」という同語反復的な言葉遣いになるので、個人的には好きではない。ただ、二〇世紀中盤の倫理学は現実への対処を怠って「象牙の塔」にこもっていたのではないか、という反省があり、一九七〇年代からあえて「応用倫理学」なるものが組み立てられたのにはそれなりの理由があった（もちろん、従来の倫理学を踏まえ引き継いでいるのだが）。その一九七〇年代からの応用倫理学の中で比較的歴史が深いのが、生命倫理［学］であり、環境倫理［学］なのである。

そして日本では、一九八〇年代からこれらの「新分野」が哲学・倫理学の関心事となり、環境倫理も欧米からの輸入学問にとどまらず、日本独自の研究が進められるようになった。日本の産業事情や公害問題に照らして環境を考える研究、日本史をさかのぼって環境倫理的言説を洗い出す研究も出てきた。これからも、欧米追随型ではない、日本の風土にも着目した環境倫理が、考察され実践につなげられていくだろう。

さて、本書は「ベーシック」と称して環境倫理を語ろうとしているから、一九七〇年代からの応用倫理学の一つの柱である環境倫理を、日本的事情も取り込みながら、基本的で普遍性のある切り口で説明したい。そこで、私自身のこれまでの著作や世にある関連著作を踏まえて、「環境を倫理から語るときには、根本問題として三つの大きなテーマがある」と言っておこう。実際、多くの環境倫理の書が、以下に挙げる「三大テーマ」を明確に列挙するか、さまざまな章立ての中で三大テーマをも自動的に含む諸テーマを盛り込んでいる。

よく引用されるのが、倫理学者加藤尚武（一九三七―）の『環境倫理学のすすめ』（一九九一年）で、この中では「環境倫理学は三つの主張を掲げている。自然の生存権の問題、世代間倫理の問題、地球全体主義、この三つである」と語られている。加藤の書は大きな影響力があり、以降「この三つ」は、唯一の正解とは言わないが、代表的なまとめ方として知られるようになった。本書でも、まずはこれにならってオーソドックスに入り、それでいて、二一世紀の経済や文化や日本的特徴にも独自の論を及ばせる構成にしたい。

第一テーマ＝「自然の権利」あるいは「自然中心主義」

環境汚染、環境破壊という言葉は、しばしば自然破壊という言葉と同義に用いられる。「人間が自然を蹂躙した」とも「自然を加工しすぎた」とも言われるし、「そもそも人間も自然の一部なのに、自然から逸脱しすぎたからいけないのだ」とも言われる。「環境」と「自然」と「自然環境」という言葉が相互に置き換え可能な文脈も多い。

そこで、環境問題解決の根源的主張の一つとして、「自然に帰れ」といった類のものが出てくる。「自然に帰れ」はルソー（一七一二―七八）の名セリフとされるが、彼がこのとおりの言葉を発していたわけではない。実際、原始人に戻れるわけはなく、「社会契約」の世界はすでに始まっていたのだから。諸著作から見るに、おそらく彼はむしろ「自然に従え」と言いたかったのであろう。それは環境問題という文脈ではなく、人間生活の本来性という文脈で語られていたのだが。

ルソーはさておき、「自然尊重」「自然回帰」は、直感的には環境を守る、あるいは取り戻すための標語として受け入れられやすい。ただし、環境倫理が「自然は大事だ。それはみんなわかっているのに破壊は止まらない。そこでいっそ、「自然にも人間と同様の、あるいは人間に準ずる権利がある」とまで言おう」と語るとき、それはかなり厳しい突きつけとなる。なお、加藤の前掲書では「自然の生存権」と表記されていたが、「生物以外の自然界の存在物にも権利を」という主張もありうる、というのが今日的な議論なので、「生存権」ではなく「権利」としておくのが一般的になっている。

そして、「自然も権利者なのか。自然の中のどれとどれが、どの程度の権利を持つと言うのか。人間一人と蚊一匹が同等に保護されるとまで言うのか」という素朴な反論も含めて、議論は予想以上に複雑になる。支持する論者たち、批判する論者たちにもトーンの違いがあって、論争がすれ違いに終わることも多い。基本的な用語から丁寧に説明して理解に役立ててもらい、「では、自分はどの程度まで同意するか、それともまったく別の発想にいくか」を考えてもらいたい。

また、「自然中心主義」という思想も、「これまでの自然破壊は人間がのさばりすぎたからだ。それを人間中心主義と呼んで批判の対象とし、それとは違う主義を打ち立てよう」という考えから編み出されたもので、「自然の権利」という思想と近いところにある。ただし、「中心」とされる「自然」とは何かについては、相当な議論を呼ぶ。次の第6章で、簡明でありながら必要なだけ詳しく、語れるようにしたい。

第二テーマ＝「世代間倫理」

本章の第2節で、「他者危害原則」の第三の弱点として、まだ見ぬ未来世代を「他者」としてどこまで配慮の対象とするかが難しい、と述べた。環境問題とは、端的には未来問題である。つまり、自分が生きている今後三〇年間や五〇年間はまだ大丈夫だろうが、一〇〇年後や二〇〇年後となると危ないだろうな、という問題である。そこで「今生きている私たち」の利害や都合を超越して「未来世代への責任」を考えるのが正しい、という主張が出てくる。そして、この責任意識を現代世代から未来世代にまたがる「世代間倫理」としてはっきり打ち立てればよいのではないか、という主張に発展する。

これは、とりあえずはまっとうな主張に見える。私たちの多くは、「あとは野となれ山となれ」、「わが亡きあとに洪水は来たれ」とは思っておらず、自分が死んだあとのこの世界のことも、いくらかは考えている。「子どもや孫が困ってはいけないから、私が生きているうちにやれる範囲のことは頑張ってやりますよ」、「私には子どもはいないけれど、次世代へのそれなりの配慮は考えていますよ」と多くの人は言うだろう。

だから世代間倫理は正しい、そして実際に人々の心に芽生えている、とは簡単に言えないのが難しいところである。「子どもや孫」に配慮するなら「ひ孫やその先は？」と問われ、「次世代」に配慮するなら「一〇世代先は？」と問われる。直系の子孫とは限らないだろうから、他地域、他民族も視野に入ってくるし、「やれる範囲のこと」、「それなりの配慮」の大きさ、深さも考える必要がある。「倫理が時間と空間を超えることは原理的に不可能だ」という手厳しい反論もある。こうした問いかけにどう答えるかを、第7章の論題としたい。

第三テーマ＝地球全体主義

「環境がいよいよ危ない」、「これでは地球環境破壊だ」と言うとき、私たちは、天井がつっかえそうな部屋だとか、乗客があふれそうな乗り物だとか、植林が追いつかなくなった山といったものをイメージする。そもそも限界があるのに、今やその許容範囲を超えつつある、ということである。そして地球そのものがその部屋であり、乗り物であり、緑なき山だ、という危機感を多くの人が抱いている。

そこで、「限界があるなら、全体をまとめて抑制する強制力が必要だ。天井から突き出るほど誰も大きくならないように、あふれるほど人口や余計な荷物が増えないように、一本たりとも無許可で木を切らないように、地球の全体管理機構を一本化しよう」という話になるかもしれない。地球の有限性を認めて全体の利益を最優先する、これが地球全体主義の端的な主張である。

もちろん、嬉しい話ではない。「抑制」「強制力」「全体管理」……どれも近代社会が築いてきた「自由」や「個人の尊厳」といった価値観に逆らうものであり、地球全体をまとめるなど不可能に思える。そもそも誰にそんな権限があるのだろうか。こうした厄介な議論に、第8章でチャレンジしてみよう。

第6章　「自然の権利」という環境倫理思想

1　「人間中心主義」批判としての「自然中心主義」

人間の都合でなく「自然の側」に

「経済ばかりを優先せずに環境保護との両立を図るべきだ」、「食糧や資源を持続させるためにも自然を守るべきだ」と、何十年も前から言われてきた。それでも環境はじわじわ破壊されているし、自然は回復どころか侵食され続けている。ここはひとつ、環境意識の抜本的な転換が必要なのではないか。哲学・倫理学が根本からの考え方、あるべき理念の追求を目ざすなら、意識を一八〇度転換するような提案はないのか。そこで、「人間中心主義を改めて自然中心主義に立つべきだ」という主張が出てくる。

従来は、環境を保護すると言っても「経済の足を引っ張らない範囲で」、自然を守ると言っても「資源が枯渇すると自分たちが困るから」、という程度のものだった。つまり、人間の現在の生活（それも豊かで発言力のある人たちの有利な現状）を持続させるための、人間の都合に合わせた環境保護だった。これからは、そうした人間の自己中心的な思考を抜本的に改め、「自然の側に立つ」思考をすべきだ。そもそも人間も自然の一部であり、自然から食糧も資源ももらっているのだから、「生かされている人間」を従の位置に、「生かしてくれる自然」を主の位置に置こう。そうすれば、「自然に帰った人間」、「自然に従う人間」として人間の活動を制限する基準を示せるし、自然を本当に守ることができる――以上のように、自然中心主義は主張するわけである。

この主張は、とりあえずはわかりやすく見える。「私は自然に帰る」と言って都会暮らしをやめて山での隠遁生活を始める人は、昔からときどきいた。サラリーマン生活に疲れて「帰農」を考える人は、最近増えている。「定年退職後は田舎暮らしをしたい」と夢見る人は、たぶんたくさんいるだろう。

もちろん、彼らが「正しい」自然中心主義者になったというわけではない。山での生活といっても、文明の利器を少なからず持ち込むだろうし、もともと山暮らしに慣れていないから木の切り方や山菜の採り方も身勝手なものになるだろう。「帰農」を企てても、ロマンだけが先走ってしまい、自然と共に暮らす厳しさに音を上げて断念する人が多いし、現地で手取り足取り教えてもらう農法が自然にやさしいものとは限らない。定年後の田舎暮らしは、資本主義経済下で稼いだ貯蓄と年金収入を当てにしている。

このように、人々が普通に考えつく「自然と仲良く」という発想には甘いものが多いが、これらの発想に郷愁をそそられるのも事実で、「自然に従い、自然に溶け込むところに人間としての真理があるのかもしれない」という直感は残る。そうした思いを哲学・倫理学的に理論づけようとしたとき、自然中心主義の主張が出てくるのである。

「道具的価値」対「内在的価値」、「保全」対「保存」

では、自然中心主義の環境倫理思想は、どう理論を組み立てるのか。二つのキーセンテンスで紹介しよう。第一に、「自然の事物を道具的価値で見るのでなく、内在的価値で見よ」と自然中心主義は訴えてくる。

従来の自然保護は、たとえば木を切りすぎて五〇年後に木材資源が枯渇しては自分たちが困るからという理由で、伐採量を制限し植林もしていたにすぎない。植える木も人間にとって管理しやすく利用価値の高いものばかりだ（だから日本の山は杉林が多くなった）。この発想では、利用度が高まれば自然をじわじわ侵食していくことになり、人間にとって都合のよい自然に改変していってしまう。つまり、自然を「道具的価値」で見ているから、自然を大事にしているようで実は尊重していないのだ。価値観を改めて、自然の事物を「内在的価値」で見よ。山の木々は、薪や建築材という人間生活の道具として利用できるかどうかで価値が決まるのではなく、それ自体がいのちとして存在することに価値があるのだ。そう見ることで、木々が他の諸生物と共存関係にあることも緑の山野が人間の心を癒すことも理解でき、自然を本当に尊重することができるのだ……というわけである。

なお、「内在的価値」は〝intrinsic value〟の和訳であるが、より研ぎ澄ましたものとして〝inherent value〟（「固有の価値」あるいは「本質的価値」と和訳される）という語を使う論者もいる。〝intrinsic value〟はまだ人間の道具というイメージをぬぐい切れていない（利用対象として手は出さなくても、見ていて心がなごむといった「人間の目」からの評価が残っている）とみなし、人間とはまったく関わりなくそれそのものとして価値がある、との意味を込めて使っている。

自然中心主義の第二のキーセンテンスは、「環境の保護は、保全ではなく保存としてなされるべきだ」というものである。この文脈では、保護は〝protection〟の、保全は〝conservation〟の、保存は〝preservation〟の和訳として、使い分けることになっている。

従来の自然保護、環境保護は、人間が長期的に利用しやすくするための保護にすぎず、それは「保全」としか呼べないもの、自然の側に立ってはいないものだった。そこであえて「保存」という言葉を分けて使い、こちらには人間の都合とは切り離してそれ自体として守られるという意味を込めよう。

これまでの環境保護は、暗黙のうちに「保全」にとどまっていたから、これからは「保存」を強く意識して実践しよう……というわけである。

自然中心主義者、「保存」論者は、自然界のありとあらゆるものをそれ自体として保存せよとまでは言わないが、すべてが長期利用目的の保全でしかなかったことに反省を迫り、たとえば人間が一切手を出さない地区を多く設けるなどの保存活動を推進しようとしている。

以上をまとめると、「人間中心主義」の者は自然を「道具的価値」で測り「保全」の対象と見ているが、「自然中心主義」の者は自然を「内在的価値」をもつものとして「保存」の対象と見ている、ということになる。実際の論争はもっと入り組んでいるが、とりあえず今はこう単純に整理しておこう。なお、日常の場面で「環境保全」という語が使われるときには、前述の「保全か保存か」という区別が意識されていることは少ない。しかし「保全」には、「あとあとの人間の活用に支障がないように」というニュアンスが、やはりつきまとう。

「自然中心」の「自然」とは

さて、自然中心主義を人間中心主義と対比して語ってきたが、実は自然中心主義という言葉はあいまいである。そもそも、従来の「じわじわ後退してきた」環境保護運動を批判するために「あれは人間中心主義にすぎない」と言ってきたわけであり、批判者の立場はまず「非-人間中心主義」あるいは「人間-非-中心主義」と称するのが正確である。しかしこの呼称は、「非」の入れにくさ、「非人間」という誤読の可能性から、環境倫理学者以外の議論では避けられている。そこでとりあえず「自然中心主義」と呼ぶことから始めている（それぞれの呼称の元の英語はあるが、本書では省略する）。

実を言うと、人間中心主義の「人間」も、誰を指すのかはあいまいなのである。「何世代にもわたって長期に利用するために」という話をするのだから、利己主義的な「個人」ではなさそうだ。「人類全体主義」とか「人類総体主義」と呼び換えられそうでもあるが、人類は一枚岩ではない。「豊かな人々の長期利用のために貧しい人々が我慢させられる」とか「東京都民の電力持続のために福島県民が負担を強いられる」という構図もあるから、人間中心主義の範囲内でも、環境保護がどうなされているかについては問題点がすでに多々ある。

それはまた別に論じるとして、ここで問題にしたいのは「自然を中心にせよ」という主張である。「人間」も茫漠としているが、「自然」はもっと茫漠としている。「中心者」など、特定できないのではないか。この疑問への有力な説明を、二つ挙げておこう。自然中心主義の中身を「生命中心主義」とするものと、「生態系中心主義」とするものとである。

生命中心主義は、一つ一つの生命体を人間一人ひとりと同等に、あるいはそれに準じて尊重しようという主義である。その意味では「生命体平等主義」とも呼べるだろう。たしかに、「人間だけが偉くて他の生物は道具でよい、というのは間違っている」という訴えには一理あるし、「いのちはどれも大切だ」という素朴な感情にも一致する。ただし、「本当にすべての生命体を平等に扱えるのか。自然界にも食物連鎖はあるというのに」とか「高等哺乳類を大事にかわいがろうという程度ならわかるが、昆虫も、植物も、さらには微生物まで守れるのか。そこまでは不可能ではないか」という疑問や反論はすぐに出てくる。自然中心主義（その先にある「自然の権利」思想）の弱点をどうするか。この第6章だけでなく、環境倫理の諸章全体で考えていこう。

生態系中心主義は、個々の生物よりも生態系としてのまとまり全体を配慮の対象とする。食物連鎖は認めるし、一〇〇匹の群れの中で強い数匹だけが生き延びて自然淘汰にかなう子孫を残すことも認める。生態系としての全体のバランスが保たれて持続することを主目的に置く。そして、人間もその範囲内でつつましく生きるならよいが、バランスを乱すような逸脱行為、文明による自然への行きすぎた侵食は許さない、とする。これは生命中心主義の弱点をいくらか克服した理想的な主義とも見える。ただし、「あるべき生態系」、「ちょうどよいバランス」が適切に見極められるか、本当に持続するかどうかは、実はかなりの難題であり、やはり生態系中心主義の弱点となる。これについても環境倫理の諸章全体で考えていこう。

2 「自然中心主義」を研ぎ澄ました「自然の権利」思想

「権利論」としての立論

「人間の側」でなく「自然の側」に立つべきだというのが自然中心主義である。その「中心」、いわば「主役」と想定されるのは、生命中心主義なら個々の生命体であり、生態系中心主義なら生態系というまとまり全体である。あるいはそれらの主義の中間に、ある種の生物には主役の座を与える（たとえば、脊椎動物なら尊重する、など）という思想、生物の「種」に主役の座を与える（一匹一匹は殺してもよいが種の絶滅だけは避ける）という思想もあるかもしれない。

では、その「主役の座」はどう保障されるのか。その保障の理論が「自然の権利」ということになる。「自然の諸生物の生存権」と呼んでもよさそうだが、のちに見るように、この方向の論者の中には、「生物の生存権」だけでなく「無生物がありのままに存在する権利」まで考えている者もいる。よって、自然の「生存権」とは呼ばず「権利」にとどめている。あるいは、いっそのこと「自然権」と短縮する手も考えられるが、「自然権」という言葉は「人間が生まれつき持っている権利」という意味で社会思想史の中にすでに位置づけられている。よって、結局「自然の権利」という呼称で落ち着いている。

人間には「人権」があり、その中心は「生存権」である。ならば他の生物も「権利者」として認めれば自然保護に有効なのではないか。じわじわ汚されていく自然、だんだん絶滅に追いつめられる生物種、これらを守るには、「権利侵害だ」、「侵害者は罪に問われるぞ」、「権利保障として原状回復せよ」と訴えられるようにしておくのがよいのではないか——こう考えるのである。

これは突飛な考え方ではない。人間の人権とて、大昔には奴隷階級にはなかったし、黒人にはなかった時代、女性にはきわめて希薄だった時代が、比較的最近まであった。階級を超え、人種を超え、性別を超えた次に、人類という生物種を超える発想が生まれる可能性はある。アメリカの思想家であり環境教育実践者でもあるナッシュ（一九三九—）は、著書『自然の権利』（一九八九年）で、権利概念の歴史的展開から「自然の権利」を論じている。

現に、「クジラは人間に近い生物だから一頭も殺すな」と訴える団体もあるし、「動物のいのちをいただくなんて許せないからベジタリアンになりました」と語る人もいる。「クジラがダメなら牛や豚はよいのか」「植物もいのちに変わりはないではないか」といった論争はここでは措くとして、「人間以外に生存権者を広げる」という類の発想は今も広がりつつあると言える。

そして、生物だから「生存する権利」、「自分なりにいのちを全うする権利」があるということになるが、さらに広げて考えれば、生物でないものでも「自然界にありのままに存在する権利」があると言えるのではないか。岩にはそこに岩として落ち着いた宿命があるのだから、人間が身勝手に砕いたり移動したりすべきではないし、自然の山なみや川の流れも、そのままの姿を尊重されるべきである。人間が指一本たりとも触れるなとまでは言わないが、強欲な都合を押し通すのではなく「相手の身になって」折り合いをつけるべきだ——こう考えるのである。

これも突飛すぎる考え方ではない。「人間以外のもの、さらには生物以外のものに権利なんて……」と思う人は多いだろうが、現に私たちは人間以外のものに人格権に近いものを与えている。企業体の多くは「法人」つまり法的人格である。宗教法人も学校法人もある。姿の見えないもの、建物としてしか可視的でないものに、意思表明と権利行使を認め、とある人間が代表あるいは代行者として行動することを認めている。ならば「私が富士山の権利代行者です」という人が出てきても（その人が適任者かどうかは別として）不思議ではない。

アメリカの「自然の権利」訴訟

実例として、アメリカの「樹木訴訟」を取り上げよう。「自然の権利」を掲げて開発差し止め訴訟を起こし、結果的に自然保護派の実質的勝利となった最初の例とされている。

一九六九年、ウォルト・ディズニー社が、セコイア国立公園の隣のミネラルキング渓谷にリゾート施設を建設しようとした。シエラ・クラブなどの環境保護団体は反対する訴訟を起こしたが、功利主義全盛のアメリカにあっては「スキー娯楽や地元産業発展のプラスのほうが自然破壊のマイナスを上回る」という発想もあり、カリフォルニア州高等裁判所の一審では棄却されてしまった。

そこで反対派にとっての救世主となったのが、法哲学者ストーン（一九三七―）である。彼は一九七二年、「樹木の当事者適格」という論文を最高裁判所に送り、「自然物にも法的権利はあり、侵害されれば妨害排除・回復・損害賠償が認められるべきで、権利行使は市民が代行できる」と訴えた。同年の最高裁判決は三対四の僅差で原告敗訴となったが、裁判官は「自然の権利」を認める趣旨も述べ、マスコミでも話題となった。この過程でディズニー社は開発を断念した。

この裁判とストーン論文は、アメリカの社会に影響を与えた。翌七三年には「絶滅の危機にある種の法」が制定され、一定の種の保存のために人間の活動が制限されることになった。行政訴訟では「原告適格」が幅広く認められ、特に環境保護をめぐる訴訟では、州民・国民が「原告となる資格がない」と退けられることはほとんどなくなった。

七八年からの「パリーラ（キムネハワイマシコという鳥の一種）対ハワイ土地天然資源省」訴訟では、パリーラの棲息地が保護される「パリーラ勝訴」の判決が出た。その他、「フクロウが内務長官を訴える」、「原始林が森林局長官を訴える」とマスコミが書き立てるような、動物や自然物を原告とした訴訟（正確に言うと、原告住民の名前の隣に動物などの名前も書いてあり、その動物名の削除を裁判所が求めたりはしない、ということなのだが）が数多くなされ、原告勝訴の例も増えて、自然保護に効果を発揮している。（ドイツでも、アザラシを原告とした裁判の例がある。）

日本の「自然の権利」訴訟

日本でも似た訴訟がある。有名なのは「奄美・自然の権利訴訟」である。結論は「訴え却下」であったが、やはり裁判途上で（景気の減速もあって）開発は中止されたし、内容的にも「原告実質勝訴」と評価する向きが多い。

一九九五年、奄美大島の住用《すみよう》、龍郷《たつごう》という二つの地区でゴルフ場が開発されようとしていた。自然保護団体「環境ネットワーク奄美」は、開発差し止めを求めて鹿児島地裁に提訴し、二一人の名前とともにアマミノクロウサギ、ルリカケス、オオトラツグミ、アマミヤマシギの四種の動物名を原告に連ねた。アメリカより保守的な日本の裁判所は「動物原告」に難色を示して補正命令を出し、譲歩した原告団は「アマミノクロウサギこと○○○○」などと代弁者氏名を列記する訴状訂正を行ったが、「動物原告は残っている」という姿勢で法廷に臨んだ。

二〇〇一年までかけて鹿児島地裁は、「原告適格がない」として訴えを却下した。却下だから、敗訴というよりそれ以前の「門前払い」である。地裁は「直接の利害者でなければ原告になれない」という保守的な枠組みを乗り越えることができず、「森林法による生物多様性の価値はまだ抽象的なもので個人の具体的な利益を保護するとはいえない」、「原告住民はゴルフ場予定地と六キロメートル以上離れた場所に住んでおり、生命や身体の被害は考えられない」と断じたのである。

ただし一方で地裁は、「自然が人間のために存在するとの考え方を推し進めてよいのか、検討すべき課題だ」、「個人利益の救済という現行法の枠組みでよいのか、問題を提起した」とも述べた。これをある環境学者は、自然（その代弁者）の権利を認めて原告適格の幅を広げる方向性を示唆したと評価し、原告団は「実質的な勝訴」と見ている（なお、原告団は「議論を深めたい」として福岡高裁に控訴したが、二〇〇二年に「控訴棄却」となった）。

「奄美・自然の権利訴訟」に続いて、「オオヒシクイ自然の権利訴訟」（水戸地裁）、「諫早湾自然の権利訴訟」（長崎地裁）、「大雪山ナキウサギ裁判」（札幌地裁）など、提訴が続いた。日本ではアメリカのように明らかな原告勝訴判決は出ていないが（二〇一三年六月現在）、開発工事が中止される事例は増えている。

一九九九年の環境影響評価法（環境アセスメント法）もあり、環境破壊をともなう開発には慎重さが求められるようになった。裁判所が自然保護派の勝訴を出さないまでも、訴えられるだけで開発業者にとってはイメージダウンだし、許可を出した行政府も市民に批判される。「自然の権利」思想は、「権利保護を求めて裁判所に訴える」という形を取りうることで、「牽制球」の役割を果たしている。

3 「自然の側に立つ」思想の系譜

エマソンとソローの源流思想

アメリカの裁判事例、シエラ・クラブなど多数の環境保護団体の存在、自然保護派を後押ししたストーンの法理論などから見えてくるように、アメリカには自然保護思想が芽生える風土がある。今でこそヒスパニック系やアフリカ系の国民比率が高まってきたが、やはりアメリカはイギリスなどからヨーロッパ白人が移民して開拓し、近現代史の中で政治的主導権を握ってきた国である（その前にネイティブ・アメリカン――かつては「アメリカ・インディアン」と呼ばれた――の存在を忘れてはならないが、今はその話は措いておこう）。ヨーロッパ文明を持つ移民が「未開地」を開拓して「辺境」を押し広げていくというフロンティア・スピリットは、一方では開発至上主義を肯定するが、他方では自然という壁を目の当たりにして自然への畏敬の念を想起するという、両面性のあるものだった。その後者の側面である「自然への畏敬の念」を、アメリカ人の「自然の側に立つ」思想の系譜として、物語ることができる。その初期の代表的人物、源流の思想家として挙げられるのが、エマソン（一八〇三―一八八二）とソロー（一八一七―六二）である。

エマソンは、二六歳で牧師となりながら形式主義の教会と決別して渡欧し、自然と人間のロマン主義的な一体感を自身の哲学とした。一八三三年に帰米し、ボストンの西北にあるコンコードに居を構えて評論活動を始め、一八三六年の論文「自然」、一八三七年の講演「アメリカン・スカラー」で世に知られるようになった。後者の講演は、アメリカ人の精神的自立を促す役割を果たした。前者の論文は、自然を単に開拓対象と見るのではなく、自然の豊かさを認め、人間精神と自然世界との合一を見いだす「超越主義」（transcendentalism）哲学を訴えるものとなった。彼の思想は、アメリカという風土、特に「原生自然」（wilderness）を尊重するもので、自然保護運動に一つの基盤を与えた。

一八三〇〜四〇年代のエマソン居宅には若い知識人が多く集まるようになり、その一人にソローがいた。エマソンの超越主義に感化されて自然に傾倒したソローは、エマソン宅の近く、ウォールデン湖ほとりの原生林に自分で小屋を建てて暮らした。そこでの二年余りの清貧生活を著したのが、一八五四年の『森の生活』である。彼は、「文明生活」を物欲に追い立てて精神を貧困化させるものだと批判し、自然の中の暮らしにこそ物質的豊かさとは別の「人生の本質的な事実」があるとしたのである。ソローは、奴隷解放運動や良心的不服従運動についての著作も残し、キング牧師やガンジーにも影響を与えたと言われる。彼の市民的正義感と環境保護思想は、同じ根を持つものとして後世の市民運動に影響を与えた。

ミューア対ピンショーの「ヘッチヘッチー論争」

エマソンは六八歳のとき（一八七一年）、三三歳の自然生活者ミューア（一八三八―一九一四）と会っている。大家となっていたエマソンがカリフォルニアのヨセミテを訪ねたとき、そこの山で自然生活を送っていたミューアが手紙を人づてに渡し、翌日、エマソンがミューアの小屋を訪問したという。まだ若造だったミューアに、何か感じさせるものがあったのだろう。

ミューアはもともと、博物学を志す大学生だったのだが、「私は第一の大学から第二の大学に移る。ウィスコンシン大学から自然大学へ」という言葉を残して旅に出、北アメリカ大陸を東部から西部まで行脚した。エマソンに会ったころには、ヨセミテを拠点に氷河の研究論文を発表し始めていた。アラスカ探検などを経てサンフランシスコに落ち着いた一八八〇年代から自然保護の論客として有名になり、九〇年のヨセミテ国立公園設立に貢献し、九二年にはシエラ・クラブを発足させて初代会長となった。

会員二〇〇人足らずの自然愛好家サークルにすぎなかったシエラ・クラブが全米屈指の環境保護団体になったのは、ヨセミテ国立公園の北部にあるヘッチヘッチー渓谷の保存闘争からである。そしてここで、もともと自然保護活動の盟友であったピンショー（一八六五―一九四六）と対立することになる。

飲料水不足に悩むサンフランシスコ市は、貯水ダム建設候補地としてヘッチヘッチー渓谷を考えていたが、一八九〇年のヨセミテ国立公園設立でダム建設計画は立ち消えになっていた。しかし市は、一九〇一年にダム計画を発表し、〇六年の大地震で水不足が深刻になると、計画を強硬に推進していった。この間、自然保護派は大規模な反対運動を展開したが、その中心となったのがミューアを会長とするシエラ・クラブだった。

ヨーロッパで森林学を学んだピンショー（のちにアメリカ森林局初代長官となる）は、人手の入らない森林はむしろ荒廃するので「保護、管理、利用の三点を調和させるべき」という考えに至っていた。一八九六年の森林委員会で、全国の森林保護区についてミューアが完全保護を訴えたのに対し、ピンショーは適度な利用のための保護を訴えた。つまりは「保存」と「保全」の論争である。そしてヘッチヘッチー渓谷についても、ミューアはダム建設絶対反対であり、ピンショーは「自然も大切だが、サンフランシスコ市民の生活水のためにダム建設を認めるべき」との立場だった。

一九〇八年にサンフランシスコ市長がダム計画を連邦政府に申請してから、この「ミューア対ピンショー」を軸とする「ヘッチヘッチー論争」は全国規模となり、アメリカ国民の主要課題となった。自然の倫理的美的価値を主張する「保存」派と、地元民の生活も大事だとする「保全」派の大論争である。サンフランシスコ市民の間では「感傷的な耽美主義よりも水確保という功利主義」の声のほうが大きかったようだ。何度かの大統領交代もあって論争は長引いたが、結局は一九一三年、ダム建設は認可された。

こうして、アメリカを二分した大論争は「保存」派の敗北、「保全」派の勝利となったが、この論争がアメリカに残した遺産は大きいと言える。ヘッチヘッチー渓谷はダム湖となったが、それ以降アメリカでは、国立公園内にダムは建設されていない。

レオポルドの「土地倫理」

「自然の側に立つ思想」を、「自然保護論一般」から「環境倫理」という今日的表題に絞って振り返るなら、レオポルド（一八八七―一九四八）こそが環境倫理の祖とされる。生態学者で、環境保護団体「ウィルダネス協会」の設立者でもあるが、何よりもその「土地倫理」(land ethic) の理念が、一九七〇年代以降の応用倫理学時代には、環境倫理のキーコンセプトとみなされるようになった。

レオポルドは大学卒業後に森林局職員となり、初めはピンショーと同じ「保全」派であった。しかし、「害獣」とされるオオカミの大量虐殺、それがかえって生態系バランスを崩壊させることを目の当たりにして、自然を全体的に捉えるようになった。大学教授となってからは、狩猟対象となる鳥獣の管理のあり方などを研究し、「環境とは、人間がコントロールする商品ではなく、人間の所属する共同体である」という命題に到達した。そして死の翌年、一九四九年に出版されたのが代表作『砂土地方の歳時記』（邦訳書題名『野生のうたが聞こえる』）である。

この代表作で彼は、「土地倫理」という考え方を提唱している。土地、つまり地球という大地に、人間も動植物も根を張って生きているのだから、人間の利益のためだけに土地を利用するとか、人間の都合だけで環境的配慮を限定する、という考えはすぐ壁にぶち当たる。大地に、それぞれの土地に根を張って生きている人間と動植物の関係全体を律する倫理、それこそが重要である。「原生自然」は人間の文明・文化にとっても基盤であるから、感傷的に「ありのままの自然を残せ」とは言わないが、人間が人間らしくあるためにも、原生自然の影響を受けて育っていく人間文化を、大地の中の生命という共同体意識で考えていこう。「土地倫理」をこのように要約することができるだろう。

レオポルドは、人間が生きていくうえで自然を利用することは不可避だと認めている。それでも、人間を含むこの土地の共同住民である諸生物、それらみんなを包む土地そのものを自然界の共同体として捉えようとしている。前に説明した生態系中心主義や、のちに言及する「ガイア仮説」、「宇宙船地球号」という発想は、レオポルド思想の延長線上にあると言える。レオポルドが、応用倫理学という流れにある現代の環境倫理においても祖とみなされるのは、このようなところに理由がある。

ネスの「ディープ・エコロジー」

以上の「自然の側に立つ思想家」は、アメリカの風土と歴史を背景としたアメリカ人ばかりであった。ここでアメリカ人以外で、現代の環境倫理に決定的な影響を与えている「自然中心主義的思想家」を挙げておきたい。ノルウェーの哲学者、ネス（一九一二―二〇〇九）である。彼こそが、一九七〇年代以降の応用倫理学時代において、その初期の最も典型的な「自然の側に立つ」環境倫理思想家である。その自然への傾倒は「ディープ・エコロジー」と呼ばれ、彼を祖と見る「ディープ・エコロジスト」は、世界にも日本にも一定数存在する。

二七歳から大学教員となっていたネスは、一九六九年、五七歳でオスロ大学の哲学教授を退職して、自然生活者となった。非暴力型の市民運動家でもあり、ナチス・ドイツにノルウェーが占領されたときの抵抗運動、戦後の開発への反対運動でも知られている。自然を愛する登山家でもあった。その名を高めたのは一九七二年の講演「浅いエコロジー運動と深く長期的なエコロジー運動」（翌七三年に論文として出回った）だが、その趣旨は次のようなものである。

今の世にある環境思想や環境保全運動は、経済発展維持を優先しており、部分修正で環境問題を乗り越えられると見ているが、それはシャロー・エコロジー（浅いエコロジー）にすぎない。今や文明のあり方を大きく転換する根本的な思想・運動として、ディープ・エコロジー（深いエコロジー）を展開すべきである。この思想のポイントは次の七点である。①環境をトータルフィールド（全体野）で見よう。②人間中心主義を採らず、生命あるものは平等という原則に立とう。③多様性を認め共生するという原理に基づこう。④階級制度に反対しよう。⑤環境汚染と資源枯渇（浪費）に反対しよう。⑥諸生物や人間労働の相互作用から成る複雑性を尊重しよう。⑦地域ごとの自治・分権を支持しよう。

その後ネスは、運動のためのプラットフォーム原則（基本原則）を提唱して、多様な生命それぞれの固有の価値を認めることなどを述べている。また、「拡大自己実現」という論も提示している。これは、自己を「いのち豊かな自然」と同化する方向で拡大し、「自然と共感する広がった自己」を守り育てよう、という考え方で、レオポルドの「大地と人間の一体化」を想起させる思想である。ネスは、強硬な自然中心主義者として、まさに「ディープ」な思想を述べているが、「プラットフォーム原則さえ一致すれば、背景の哲学や実践の運動方針は多様であってよい」という柔軟な姿勢も見せている。また、「生命中心主義」として小さな生き物にも平等に配慮する立場のようでありながら、「自らの生命維持のためにいくらかの殺害・搾取・抑圧は必要」とも認めている。この「ディープさ」と「柔軟さ」をどう評価し受け止めていくかは、「自然の側に立つとはどういうことか」というおおもとの問いも含めて、今日的な課題となる。

4　「自然の権利」思想は「使える」か

「自然の権利」思想の弱点その一――「現実には無理だ！」

さて、「自然と人間」は古くて新しい問題で、前述の系譜も含めて昔からさまざまに論じられてきたし、「二一世紀型のディープ・エコロジー」のような切り口でも語りうる。論争は尽きないが、ここでは、本章で説明してきた「自然中心主義」、そしてそれを研ぎ澄ました「自然の権利」思想に対して、素朴で率直な、それゆえ本質的な問題点をいくつか指摘してみよう。「自然の側に立とう」というのは一見美しい主張であるが、ちょっと考えると「そううまくはいくまい」という点が指摘できる。それらを「自然の権利という思想の弱点」と称して、ここに整理してみる。この整理は、私がこのような点から「自然の権利は使いものにならない」と思っている、ということではなく、自然の権利をめぐるここ三〇〜四〇年の論争をまとめるとこうなる、ということである。もちろん、私の整理であるから、私なりの主観、私ゆえの切り口の深さ浅さはともなうかもしれないが。大きく三点で整理する。

第一点は、現実には無理だ、という弱点指摘である。「人間中心主義がいけない。自然の諸物と人間は平等であるべきだ。同等の権利者として認めよ」とこの思想は主張してくる。しかし、人間を窮地に追いやってまで「自然の権利を守れ」とは言えないのではないか。貧しい村の住人が木を切り魚を獲って生活しているところに、「木一本、魚一匹と村人一人のいのちを平等に考えたうえでどちらを選ぶかを決断しているのか」と詰問しに行くのは奇妙な話で、現実には受け入れがたい。

だからやはり無理だ、という話になる。文明発展とともに、食べ物は生きるギリギリではなく余裕ある状態を求めるし、味や質にもうるさくなる。食物連鎖の最小限でよいと言う人は少ない。微生物を壊して変形させ、医薬品まで作っている。ここまで衣食住が文明化して自然から離れた人類が、「自然界のいのちはすべて同権だ」という思想に戻ることはできないだろう。逆に、仮に「私一人のいのちで将来食べると予測される牛一〇頭、魚一、〇〇〇匹のいのちが助かるなら、今日私は自殺します」と言う人がいるとしたら、その自殺を称賛するほうが倫理的におかしい、と言われるだろう。

弱点その二――「構造的に欠陥あり！」

第二点は、この思想が構造的に欠陥を持っている、という弱点指摘である。第一点と関連するが、この思想には全人類への説得力がない。特に農漁業などで直接自然と向き合っている人の賛同は得られないだろう。そもそも「保存」論自体が、都会で豊かに暮らしていて自然と向き合う切実さのない人のきれいごとなのではないか。

アメリカの環境「保存」運動家には、白人富裕者が多い。そのような「自然愛好家」に限って、ギリギリの農漁業でいのちの闘いをしている貧しい人の日常に対しては、そして人間どうしの格差や差別に対しては、意外と鈍感なのではないか。アメリカ白人が「原生自然」と見る自然は、実はネイティブ・アメリカンが育んできたものが多いのに、そこに割り込んで「開拓」し、今さら「原生自然」を欲しがっているのが彼らだとしたら、その声に他の階層の人々は耳を貸すだろうか。結局、「人間の側から自然の側に転換せよ」と主張することは、環境問題が人間社会の中の格差・差別・収奪を含んでいることを覆い隠してしまい、人間どうしでまず解決すべきことから目をそらす効果を持ってしまうのではないか。

弱点その三――「そもそも成り立たない！」

第三点は、「自然の権利」がそもそも成り立たない論だ、という弱点指摘である。そもそも「権利」という発想は人間の想像力の産物であり、「自然は権利を持っている」それを発見して人間が代弁する」という論理は成り立たないのではないか。人間は人間の頭脳で、人間の言葉で論を組み立てる。その中で「獣や草木の気持ちになって考えていますよ」と主張すること自体が人間的営みにすぎず、「自然の側に立つ」というのは人間側が押しつけた虚構でしかない。

そもそも「動物の身において行動すればバランスよく自然はまとまる」というのがウソだ。動物はエサなどの条件が良ければ急に大量繁殖し、増えすぎてエサを食い尽くせば一気に共倒れする。「権利を尊重し合ってバランスを考え、個体数などをコントロールし合って仲良く生きる」というのは人間が描いた都合のよいシナリオなのだ。それに、仮にたとえばネズミに権利を付与して、「君たちの棲息環境を一定程度は保障してあげるから、人間に迷惑はかけないでね」と言ったところで、ネズミが「はい、ありがとう。僕たちもつつましく暮らし、明日からは人間に病原菌をもたらすなんてことはやめます」と言ってはくれまい。権利の輪を広げることが倫理的共同体の輪を広げることにつながらないのである。結局、「自然中心主義」というのは、「人間の、人間による、人間のための、「自然中心主義」という名の人間主義」でしかないのではないか。

さて、第一点から第三点まで、それなりに手厳しい弱点指摘である。特に第三点は根底的な問題指摘と言えるだろう。ではどうするか。「自然の権利」は使いものにならないからやめよう、となるのか。それも惜しい気がする。「自然との一体化」というのは人類の原始感情にも適合するような歴史の深い思想であるし、「自然との共生」は浅いものであれ深いものであれ、今もこれからも扱われるテーマだろう。

この第6章はまだ、「環境倫理の章」の中では前半部である。「答え」を出すにはちょっと早い。思想史的系譜など、説明すべきことも多かったから、この章はここまでにして、「弱点克服の道をどう考えるか」は、あえて終章に回すことにしよう。

第7章　世代間倫理は「倫理」たりうるか

1　未来問題としての環境問題

未来世代は一方的被害者か

環境問題とは、端的には未来問題である。そこで「今の私たち」のことより「未来への責任」を考えるのが正しい。だから現代世代から未来世代へと通じる世代間倫理を打ち立てよ、となる。——こんな論調で「世代間倫理の提起」を第5章第4節では予告しておいた。そして「難しさ」があることも予告しておいた。

それらを詳しく論じる前提として、本章では「未来世代が被害者になる」という言説を検討しよう。

当たっているように見えるが、本当にそうだろうか。厳密に考えると、「未来世代は受益者でもあり被害者でもあるから、一方的に被害ばかりを強調すべきではない」とか「被害〝者〟と呼ぶのは正確ではない。未出現・不確定な仮想の相手は存在者と言えない」という説明もできてしまう。

まず、「未来世代は一方的被害者か」と言えば、たしかに「一方的」ではないだろう。現代世代は過去世代から、文明遺産を「恩恵」として受け取ると同時に、自然環境のジリ貧状態を「負債」のように引き継いでいる。同様に、未来世代は現代世代から、さらなる便利さと快適さを受け取ると同時に、さらなる資源のピンチと廃棄物の厄介さを引き継ぐだろう。だから二一世紀初頭の私たち現代世代を一方的な加害者に、未来世代、たとえば一〇〇年後の人々を一方的な被害者に見立てるのは不正確であり、「自虐史観」の新版だ、と言う人も出てくる。

しかし、である。「未来は被害だけでなく恩恵も受けている。現代は加害だけでなく便利さも与えている」と弁明して「どっちもどっち。はい、引き分け」と断ずることは、事態を建設的な方向に導きはしない。それは、「あの大戦の時代は侵略したりされたりだった。〝慰安婦問題〟と称される婦女暴行まがいの行為は、どの国にもあった。だから日本に戦争責任はないし、元〝慰安婦〟への謝罪も不要だ」と強弁して、周囲の不興を買い自分の品位をおとしめるのと同じことだ。「当時は仕方なかった」という発言は、今の自分の「襟を正す倫理」を放棄することになる。当時の至らなさを今の知見と予測能力で批判的に分析することは、当時の人々を愚弄することにはならない。むしろ、その経験をわが身にしみこませて、次の謙虚で誠実な一歩を踏み出す糧とすることにつながる。

未出現の世代は被害者ではない？

もう一つの説明、「未来世代は未出現だから被害〝者〟はいない」という抗弁には次のように答えよう。「まだいない」、「どうなるかわからない」という発言は、責任逃れの言いわけに使われがちだ。二〇一一年東日本大震災後の福島原発事故において、「原発による死者は一人も出ていない。被害全体も未確定だ」という発言があった。「放射能を事故現場で浴びて即死した者はいなかった」という意味でのみそれは当たっているが、人々の原始感情はこの発言を文脈状況として拒否する。そこに加害がなかったかのような、被害がまだどこにも発生していないかのような（将来も被害ゼロで終わるかのような）責任逃れを見て取るからだ。そしてこの原始感情は、人々の「習俗」「エートス」として、まさに倫理の一粒なのだ。

よって、「未来世代はまだ出現していないから被害者はゼロ。被害程度は予測に幅があるからとりあえず考慮しないでよい」という結論に持っていく文脈を私たちは拒否すべきである。一〇〇年後、環境大破壊で人類が絶滅していたら、もはや被害〝者〟は出現しなくなるが、それは「被害者はもう生まれないからよかったね」という話では当然ない。被害予測幅も、「一番軽めに見積もってもこんなにひどい」という深刻なものがあるのだから、「考慮不能」という名の「考慮放棄」をすべきではない。

以上、本章の序盤での結論はこうなる。未来世代は地球環境破壊の（唯一の、一方的な、ではないにしても）被害者であり、その被害者は（今いなくても、被害量を少なく見積もっても）確実にいる。私たちはこの前提で次の一手を考えるべきである。

現代世代と未来世代は対立するのか

議論は、「現代世代よ。君たちは未来世代への加害者であり、未来世代は被害者になるのだ（まったく一方的に、とは言わないが）。現代の便利さの追求が未来を追い詰める。未来への責任を感じて行動を改めよ」となっていきそうである。しかし話は単純ではない。

まず、現代世代、未来世代という両グループが固定的にあるわけではない。現代世代とは誰々なのか。当面、二一世紀初頭に産業活動・消費活動を行っている者たち、ということになりそうだが、その中でも世代差・地域差がある。高年齢の節約家には、パソコンもケータイも二四時間オンにしている若者こそが主な加害者に見えるかもしれない。しかし若者からすれば、それは今日がもたらした日常であり、これら電子機器の先端技術がお年寄りたちの長寿社会にも貢献しているのだから、若者だけを時代の責任者にしてもらいたくはないだろう。また、白熱電球とガソリン車の「昭和世代」よりは、ＬＥＤとハイブリッドカーの「平成世代」のほうが加害は少ない、と言う人もいるだろう。このように、現代世代も一枚岩ではない。時代時代の技術水準に生産・消費は制約されるし、省エネさえその時代が生み出した方策だとしたら、「現代世代」をどう括り、どのような「加害責任」を問うのかは、簡単には論じられない。

未来世代という括りはもっとわかりにくい。一〇〇年後か、二〇〇年後か、五〇〇年後か、どの時期の未来を想定するのか。現代世代でさえ、子どもから老人までいる。それでもまだ現代なら、「今生きている私たちが若い人も年寄りも話し合って……」と呼びかけ合える。ところが未来となると、年月は連続して流れていくわけだから、いつの時点のどんな年齢層の立場を「この未来世代の人々」と呼ぶのか、なんとも仮定の置きどころに困る。

現代世代がいくらかは我慢して、遠慮して、未来世代に良いものを残せ、悪いものは残すなと、この世代間倫理は主張するようだが、何十年後の誰と誰のためにどんなものをどの程度残すのか、加減がわからない。すべてを完璧に近く我慢せよと仮に言われるなら、石油を一滴も使うな、放射性廃棄物を一切増やすな、という話になるが、おそらくそんなことは不可能だ。化石燃料が製造補充できないなら、新エネルギー技術が負の遺産も産むなら、現代の営みが未来へのしわ寄せになるのは不可避だ。そこで無理にやせ我慢して現代世代が死滅していこうものなら、未来世代は出現さえできなくなる。現代世代の「繁栄」と未来世代の「生存保障」は両立しにくい。トレードオフと言ってもいいくらい、対立するものなのだ。——こう反論されるかもしれない。

そもそも歴史上、人類は未来への責任をそんなに考えてきたのか。たとえば一八～一九世紀の産業革命期の人たちは、二〇～二一世紀の人たちがこうむる環境危機を予見して何か配慮してくれたのか。そうではなかっただろう。多くの人は、目の前のことにそれなりに一生懸命に取り組み、自分の幸せを築こうとしてきた。先への配慮をするといっても、せいぜい子や孫の世代までのことだった。なぜ、「二一世紀初頭という現代」の私たちだけが、「何年後のどの年齢層かもわからない茫漠たる未来」の人たちへの責任を追及されるのか。――こんな反論も出てくるかもしれない。

未来世代への責任を考える

以上のように、「現代世代」をまとまったものとは見にくいし、「未来世代」はもっと茫漠としている。しかも、「あちらを立てればこちらが立たず」の対立関係にあるとさえ思える。「先々の未来に責任を感じるなど、過去の人々もしてこなかったのだから、私たちもしなくてよいではないか。直近の子や孫のために五〇年サイクルでの植林や農地の保全くらいは考えるが、数万年経たないと放射能レベルが下がらない廃棄物のことなど心配しても始まらないから、とりあえずドラム缶に詰めて数十年置いておこう。それ以上の責任は持ちようがない」といった開き直りで、事態は収められてしまいがちだ。

しかし、やはりそんな開き直りで済ませるべきではない、というのが「二一世紀初頭という現代」

の多くの人たちの感性であろう。ここまでの文脈でも例示してきた原子力発電と放射性廃棄物で語ればこうなる。原子力は、他の化石燃料に比べてエネルギー出力が何倍も大きいが、その大きさゆえに制御も何倍も難しいから、二〇一一年の福島のような事故その他の心配への備えは、いくらやっても盤石にはならない。また、廃棄物を完全に処理する技術を人類は持っていないから、ガラスで固めて地下三〇〇メートルに数万年も埋めておくという、およそ持続的責任を保証できない手段に頼ろうとしている。だから、原発廃止こそ未来への責任だ、と言いたい。ただし現実はそうはいかず、電力供給を増やさないと経済が沈滞するとして、経済界と自公政権は原発推進に戻っているし、原発技術の海外輸出まで企てている。危険な原発を引き受けている地方も、地元経済のために容認せざるをえない状況がある。こうなると、もう一つ大きなスケールでの倫理、経済生活も含む人類の生き方の構想を考える必要が出てくる。何が未来へのより良い（少なくともよりマシな）指針になるかを、世代間倫理を一つのカギとして、さらに考えてみよう。

2　ヨナスに見る世代間倫理の原理

ヨナスという哲学者

世代間倫理という考え方は、アメリカのシュレーダー＝フレチェット（一九四四―）の一九七九年の論文「テクノロジー・環境・世代間の公平」（本人が編者となった『環境の倫理』に所収。邦訳書は一九九三年）あたりから広く議論されるようになった。しかし、より緻密に世代間倫理の原理を論じたものとして評価されているのは、ヨナス（一九〇三―九三）の『責任という原理――科学技術文明のための倫理学の試み』（一九七九年）である（邦訳書は二〇〇〇年に出され、二〇一〇年に新装版も出された）。本節では、ヨナスのこの書から原理的思考を引き出し、世代間倫理の考え方を整理してみよう。

まずヨナスの人物紹介を簡単にしておく。ハンス・ヨナスは、ドイツ生まれのユダヤ人で、活躍と死没の場はアメリカである。学生時代は現象学者フッサールや実存哲学者ハイデガーに師事したが、ハイデガーのナチス支持表明には衝撃を受けたという。ヒトラー政権下のドイツを去り、紆余曲折を経てアメリカに落ち着いた。一九四二年には母親がアウシュヴィッツ強制収容所で死去している。七六歳での哲学的遺書とも呼べる大著『責任という原理』はドイツで評判となり、ドイツ出版協会平和賞を受けた。

予知し監視するという倫理的責任

二〇世紀後半という科学技術進歩と自然環境破壊の時代に生きたヨナスは、この大著の第1章「人間の行為の本質は変わった」において、人間の行為の特徴が過去と現代で変わったこと、倫理学も従来のままではいけないことを述べている。（以下、この節では、ヨナスの『責任という原理』からの引用を

「」で括るが、私が相当に端折って言葉を省略したり、ときに補ったりして要約することをお許し願う。「」の後に邦訳書の参照ページを記しておく。）

「人間が外界と関わるテクネー（人為的技巧）は、従来は倫理的に中立だった。自然の秩序に永続的損害を与えはしないかという問題は生じなかった。行為が因果的結果を及ぼす範囲は小さかった。予測、目標設定、責任が及ぶ時間的な幅は短かった。これに応じて、倫理も〝今〟と〝ここ〟に関わるものであった」（一〇―一一頁）。「〝他者〟は現在生きている人たち、私と交流している人たちである。道徳的宇宙は同時代人から成立している。未来地平は同時代人の生命の長さに制限されている。空間地平も同様である。すべての道徳性は、行為のこの近接範囲に見合ってしつらえられている」（一二頁）。「行為の道徳性を保証するには道徳的意志のほかに知識が要求されるが、知識は時間的・空間的制約に対応し、〝今〟と〝ここ〟についての知識が要求される。行為の善し悪しは、この短期的な連関の中で決定されている」（一二―一三頁）。――このように、人間の行為も倫理も目の前のこと、身近なことに集中していればよいのがこれまでだった、というわけである。

しかし今や事態は変わった、とヨナスは言う。「強大化した集団的行為の領域では、近接領域の場合とは違い、その大きな力で新しい責任の次元を倫理学に押しつけてくる」（一四頁）。「地球の生物圏全体という新しい規模の対象が、私たちにつけ加えられねばならない。私たちはこの生物圏全体に及ぶほどの力を持っているのだから」（一四頁）。「身近さや同時性という垣根がなくなっている。技術の実践は、近接する目的のために企てられる場合でも、空間的・時間的に大きな広がりを持つ因果系列を引き起こし、これがあの垣根を押し流してしまう」（一五頁）。

よって、現代の技術文明にあっては、空間的にも時間的にも広く遠くまで知ること、すなわち予知が倫理的責任となり、そして技術力が倫理的営みを越え出ていきそうなら、そこを監視することも倫理的責任となる、とヨナスは主張する。「こうした状況では、知ることが差し迫った義務となる。知は、行為の因果的波及効果と同じ大きさでなくてはならないが、そこまで及ばない。予知能力と行為の力との溝は、新たな倫理的問題を生み出す。無知の承認は、知の義務の裏側であり、倫理学の一部である。この倫理学は、私たちの過度の力を自ら監視することが必要となっていることを教えねばならない」（一六頁）。

予知から未来倫理へ

ヨナスは「世代間倫理」を提唱した代表的な哲学者とされるが、彼自身が用いている言葉は「責任の倫理」であり「未来倫理」である。未来を知ること（予知、予見、予測）は、二〇世紀後半からの技術力強大化の時代にあっては倫理的責任だ、と言うのであるが、その知はどのようなもので、どう正当化されるのだろうか。恣意的であってはならないし、感情的であってもならない。そこでヨナスは、第2章「基礎問題と方法問題」の第1節「「未来倫理」における理念知と現実知」において次のように述べている。

「未来の状態とは、現在の行為が生み出す因果系列を未来へと投影することによって、確実な結果、蓋然的な（そうなるだろうという）結果、可能な（そうなるかもしれない）結果として推測されたものである。事実に関わる現実的知識や推定的知識は、倫理学に属する理念知とその政治的応用に関する実践知を媒介する」（四九頁）。そしてヨナスは、その未来の状態の推測を「恐れに基づく発見術」と称して次のように説明している。「害悪を識別することは善を識別することよりもずっと容易である。何を欲しないかのほうが、何を欲するかよりも、私たちにはずっとよくわかっている。だから道徳哲学は、私たちの願望より恐れに耳を傾けねばならない」（五〇頁）。このようにヨナスの予知責任論は、悪いことを予知せよ、という主張になっていく。

そうは言っても、未来は自明ではない。そこでヨナスはこう言う。「イメージ上の害悪が実際に経験される害悪の代わりをつとめねばならない。このイメージを現実に先駆ける思考で獲得することが、倫理学の第一の義務である」（五〇頁）。「しかし、イメージ上の害悪は私自身を脅かし恐れさせる害悪ではないから、恐れもまた新しく獲得されねばならない。後世の人々を待ち受けていると考えられる幸不幸によって自分の感情が動かされるように仕向けることが、倫理学の第二の義務である」（五一―五二頁）。

要するにヨナスは、このまま進むと悪いことが起こるという予測は見通しやすいのだから、そこを一〇〇パーセントそうだとは限らないなどと言い逃れせず想像力を駆使して考えよ、しかも他人事でなく自分に降りかかる恐れのように真剣に考えよ、と説いているのである。

未来の重大な害悪の回避へ

未来は不確定とはいえ、取り返しのつかない最悪事態が予測されるなら回避する手を早めに打っておくべき、というのがヨナスの端的な結論になる。先の第1節に続く第2節「好ましい予測よりも好ましくない予測を優先しなければならない」では、「重大で取り返しのつかない事柄、人類の企て全体の根幹に関わってくる事柄なら、撃ちそこないは許されない」（五六頁）、「科学技術によって育まれる加速度的発達は、修正がますます難しくなる。だから、始めるにあたっては用心深くあれという義務が、ますます重要になる」（五八頁）と述べている。

さらに第3節「行為の中にある賭の要素」では、遠い未来への予知は不確実としながらも、やはり次のように断ずる。「未来のために未来そのものが賭金とされるという決定は、輝かしい未来に誘惑されての結果であってはならない。恐ろしい未来に脅された場合に限って許される。（おそらく人間の思い上がりによる）最高のものを獲得するためではなく、最悪のものを回避するためだけに許される。なぜなら、最高のものはなくても生きていけるが、最悪のものと共には生きていけないからである」（六四頁）。

ここで私は、やはり原発のことを想起してしまう。原子力による発電、特に世界の先進諸国が断念しているのに日本だけが今も固執している核燃料サイクル計画は、最高のバラ色のエネルギー供給を夢見て予算も際限なくつぎ込んでいるが、事故などの危険や廃棄物、さらにはプルトニウムの堆積が招くであろう最悪の事態を想定すると、日本の未来を賭ける道としては完全に間違っていると思う。

未来世代への責任倫理の結論

ヨナスはこの大著の第4章「善（良さ）、当為、存在——責任の理論」の第5節「政治的責任はどの程度まで未来へと及んでいるか」において、こう語っている。「人間が今後も存続していくことを妨げる政策は採るな」（二〇三頁）。「将来の政治がいつも可能であり続けるように配慮せよ、というのが政治の責任である」（二〇四頁）。「どのような全体的責任であれ、個々の課題がどうであれ、責任ある行為が将来的にも成立可能であり続けるという責任を必ず持つ、というのが私たちの原則である」（二〇四頁）。

まとめよう。ヨナスは未来世代への現代世代の責任を訴えているが、それはどんな責任か。私ならこう短く表現する。——いつの、どこの人々であれ、その未来の人々も責任ある行動を取り続けられるように私たちが行動しておくこと、これが私たちの責任である。——この一文を普遍的な環境倫理メッセージとして、自身の肝に銘じ、次の、そしてまた次の世代につなぎたい。

3　世代間倫理の「倫理」としての成り立ちにくさ

世代間倫理の具体的目標

文字どおり、世代と世代にまたがる倫理である世代間倫理は、端的には、現代世代が未来世代のためにすべきこと、してはいけないことを責任を持って引き受けよう、という立場を取る。そして、その未来世代を直接の子や孫に限定せず、できるだけ遠くまで広範囲に想定する想像力を持とう、と訴える。未来世代は現代の私たちに対して、文句をつけてくることはないし、監視の目を光らせていることもない。彼らが自分の置かれた状況に気づくころには私たちが死んでいるから、悪環境になっていても抗議する相手はもういない。このように一方的な関係だからこそ私たちの責任倫理は重いのだ、というわけである。

具体的には、現代世代が資源を浪費して廃棄物を放置しては未来世代が窮地に追いやられるから、資源はできるだけ節約し、廃棄物はきちんと処理しよう、ということになる。資源節約と同時に、代替エネルギー技術の開発も求められるかもしれない。それも次の資源をあまり目減りさせない長期展望のある効果的な技術であること、もちろん確実に制御できる安定的な、人類にとって安全な技術であることが望まれる。最後に廃棄物がいくらかは残るとしたら、その処分場を誰かの迷惑にならないところに確保しておく必要があるし、処理過程で汚染が生じてしまうなら、その浄化技術も研究しておく必要がある。また、話は生産と消費に限らない。緑の山野と青い海に産業的価値以外の価値を認めて、それらを未来世代も享受すべきだと言うなら、今ある自然をなるべくこのままで、さらにはもっと自然らしく回復させて、引き渡すべきだということになる。

対話も契約も抜きに責任は持てない？

しかし、前述の目標を本気でやろうとすると、困難な点があることに気づく。実行への難点を三点でまとめよう。

第一点はこうである。未来世代が何を望むかわからないではないか。相手の意向がわからないならば、倫理的には、あらゆるものを用意しておくべきなのだろうか。たとえば電力源なら、石炭はいいから石油と天然ガスを多く残してほしいと言うのか、危険性を減らしてくれるなら原子力を受け継ぐと言うのか、まったく新しい安定的技術を開発せよと言うのか、わからないではないか。相手との対話も契約も抜きに、想定しうる意向すべてに全責任を持つのは不可能だ。

化石燃料をほとんど目減りさせず、原発の放射性廃棄物を本当に安全に処理し、別の発電技術も見事に開発しておくなど、無理な話であろう。すべての選択肢は用意できない。どれか一つに絞っても、完璧にやり遂げるのは難しい。そもそも人間の営みは、少しの成功と多くの失敗を互いに受け止め合っていくものだ。対話で、互いの意向と力量を確かめ合って、「ここまでならやれそう」、「それくらいでよしとしよう」と歩み寄り、契約によって、「ここまでやれば責任終了」、「ここが不足ならやり直し」と合意できてこそ、努力もできるというものだ。世代間倫理は、人間がやれる常識的な線を越えて、無理難題を押しつけているのではないか。

互恵性なきところに倫理なし?

第二点はこうである。人間は「互恵性」で動く。「そうしてくれるならこうしてあげよう」、「ここで頑張ったら報酬をもらえそう」という感情が人を動かす。未来世代はまだ出現していないのだから、「互いの恵み」の相手にはならない。こんな互恵性のない相手に対して、現代世代が一方的な責務を負うことはできない。互恵性がなければ「共同体」としての倫理はつくれない。

もちろん私たちは、いつも打算的な見返りを期待しているわけではない。それでも、お互いのプラスになるというのが相手のために尽くす重要な動機となる。目に見える報酬を受け取らなくても奉仕などの活動をやれることはあるが、精神的な満足感や、自分の血や肉になっているという達成感が、裏打ちになっている場合が多い。その意味で未来への責務を一方的でも引き受けようとする人も、一部にはいるだろう。しかし大半の人は、そこまで「達観」できるほどの「余裕」はない。「持ちつ持たれつ」、「情けは人のためならず」だから、人間は頑張れるのである。私たち現代世代が、未来世代に責任を感じて相当な努力をして何かをやり遂げたとしても、彼らが時間をさかのぼって報酬を届けに来てくれるわけではないのだから、頑張ろうという呼びかけはたいてい掛け声倒れに終わるだろう。

時間と空間を超えたら「倫理」ではなくなる？

第三点、これが思想史的には最も手厳しい難点指摘となる。近代民主主義思想は、構成員が互いを認め合ったうえで事を進める、という構造になっているのに、そこを時間的にも空間的にも超越せよという思想には、根本的に無理がある。倫理は「人間共同体」の「筋道」であり、「習俗」としての「仲間うちの黙約」である。共同の仲間だと意識し合い、人と人の間に漂う空気感でお互いさまだとわかるから、節度も保てるのである。すると、一〇〇年後や二〇〇年後の人間、離れた地域（同じ場所でも時代が変わっていれば別の地と見えるだろう）にいる人間との間で、「倫理」など成立しないのではないか。「世代間倫理」と呼ぼうとしているものは、実は「倫理」ではないのではないか。

なるほどたとえば、一七〜一八世紀のホッブズ（一五八八—一六七九）やルソーの社会契約思想は、構成員が一斉に権利を譲渡して公権力をつくるというフィクション（虚構）ではあるが、社会構造を説明する便宜としては受け入れ可能なフィクションであった。一九〜二〇世紀の功利主義思想も、「最大多数の最大幸福」をスローガンにして構成員全体の利益を考えようとしていた。いずれの思想も、「同じ時代、同じ地域空間にいる者」を構成員と考えるのが前提である。時代の進歩とともに

「同じ地域空間」をいくらか広げて、「同じ時代」を二〜三世代またいで考えることはできつつあるが、「同じだから、お互いさまだから」という意識ははずせないように思える。この前提をはずした民主主義思想は想定不可能であり、仮に誰かが想定できたとしても、人類全体としては実行不可能である。

4　世代間倫理の可能性

難点克服の道

「未来への責任」という思想は、直感的には望ましいものだと思える。自分のことだけを考えるのは悪しき利己主義だし、考えがわが子やわが孫くらいに広がっただけでは利己主義の延長にすぎないかもしれないから、直系ではない遠い世代にまで配慮を及ぼすことができれば、素晴らしいだろう。地域感覚を自分の活動範囲からだんだん広げて、国際協力・国際平和を本気で考えられれば、立派なものだ。世代間倫理は、そんな理想を語っているのかもしれない。しかし、その理想は現実には難しいし、そもそも「倫理」の定義から外れているのではないかとさえ指摘される。

私は、結論としては世代間倫理を可能性のある考え方だと思っているし、この考え方を広く共有することが環境問題の解決指針になりうると思っている。そこで、前述の難点、「対話も契約も抜きでは不可能だ」、「互恵性がなければ倫理はつくれない」、「時空を超えればもはや倫理ではなくなる」について、克服する道を論じてみよう。

対話と契約に代わる想像力と配慮

難点の第一点に対してはこう考える。なるほど、「想定しうる意向すべてに全責任」を引き受けることは不可能で、「すべての選択肢」に対応することはできない。しかし、「対話も契約も抜き」だとすべてに応えざるをえない、と受け取る必要はない。対話を誠実な想像力の中で仮に行い、相手の意向を良識に従って想定し、すべてではないがある程度の選択の幅を残す、という工夫は可能だし、やるべきだろう。全部に一〇〇点満点とはいかない。ポイントは、前々節のヨナス論のまとめである。「いつの、どこの人々であれ、その未来の人々も責任ある行動を取り続けられるように私たちが行動しておくこと、これが私たちの責任である」。つまり、未来世代も責任ある行動を取り続けられる程度には、未来世代が打つ手がないくらい追い詰められるのではなく、「先代さんたちがここまでは頑張ってくれたのだから私たちも頑張ってみよう」と思える程度には、努力と工夫を重ねておくことが重要なのである。

ＳＦ小説やＳＦ映画が数多くあるように、私たちは未来世代の考え方や発言を想像することが意外と得意である。ふざけたものもあるが、まじめに受け止めたいものもある。そこに本物の科学的知見をともなわせていけば、「未来との対話」、「未来の意向と折り合う契約」を、想像力を駆使して暫定的に認めることは不可能ではない。そして「選択の余地なし」に追い詰めるのではなく、「選択の幅」をできるだけ残す配慮をしてみよう。電力源の例で言えば、「石油は減ったが天然ガスはまだあるし、シェール層からさらに採掘できる準備は整っている。放射性廃棄物は確実な処理には至っていないが、少量にとどめて封じ込めている。プルトニウムという中途半端な廃棄物を増やすだけの核燃料サイクル計画はさすがに断念した。燃料電池などの新エネルギー技術は半分まで成功している。あとはよろしく」という程度までは、配慮を行き届かせたい。

互恵性は「ある」し、「なくてもやることはやる」

難点の第二点に対してはこう考える。まず、「互恵性がない」という決めつけ方に異議を申し立てる。現代と未来だけを見比べるから互恵性が見えないのだろうが、過去に目を向けると、今の豊かさや便利さが過去世代の人々の努力と工夫の賜物であることに気づく。私たち現代世代はその恩恵にあずかっているのに、恩返しすべき人々はもはやこの世にはいない。その恩返しに代わる部分が未来世代への責務なのだと考えればよいのではないか。「孝行をしたいときには親は無し」という。親も、子から返してもらおうとは思わず、「私に返してくれなくていいから、その分、お前の子にしてやってくれ」と言うものだ。この発想を広げて応用しよう。先祖から受けた恩恵は子孫への責務として返す、恩恵と責務は世代間で順送りされる、と考えれば、これは「広義の互恵性」である。ここに、互恵性を「ない」と決めつけずに「ある」と語れる余地がある。

また、「右記のレトリックは互恵性の解釈から逸脱している。やはり互恵性はないと言うべきだ」と反論されるなら、こう答えよう。「たとえ互恵性がなくても、やったほうがいいことはやったほうがいいのだ」と。たとえば、「児童虐待は世代で連鎖する」という教育学の理論がある。親から虐待を受けて育った子は、自分が親になったとき、暴力的に押さえつける以外の方法を知らないがゆえにまた子を虐待してしまう、という話である。ここには「広義の互恵性」ではなく「広義の互怨性」があると言える。さてここで、親からは虐待を受けながらも、先生や仲間に支えられてわが身を立て直した若者が、子を愛せる親になったとしよう。その若者を、私たちは称賛するだろう。「怨」の連鎖が続くことを、理由がないわけではないと感じながらも避けたいと思い、「怨」を「恵」に転換できた若者とその周囲の人たちを美しいと思う。そこに人間としての「徳」を見いだし、人の輪としての「倫理」を見いだす。ならば、互恵性がなくてもやることはやる、というのも一つの倫理である。

時空を「超える」というより「つなげる」思想

難点の第三点に対してはこう考える。たしかに世代間倫理は、二〇世紀までの近代民主主義思想から外れて見えるだろう。時間・空間を超えすぎていると見えるかもしれない。しかし、だから不可能だと断定するのは早すぎる。今日の技術力と思索力をもってすれば、二〇世紀までは不可能だった

「時空超え」も可能なのではないか。交通手段でも情報網でも、世界は狭くなった。五〇年前なら遠い国で何が起こっているかはわからなかったが、今では地球の反対側で起こっている飢餓や内乱に無知ではいられない。閉鎖的と言われる国にもネット情報は飛び交っているし、言論は東西南北で止められなくなっている。国境を越えるボランティア活動も増えた。

「時間」面についても、たしかに一〇〇年後の食生活は今と変わっているかもしれないが、「人工の栄養点滴だけで生活しているかも」という空想よりは「やはりコメも肉も食べるだろう」という予想のほうが理にかなっている。コンピュータ・シミュレーションで未来予測も一層正確になっている。「予測を超えるかもしれないから、予測して備えること自体を放棄する」という態度は健全ではない。

つまり、情報と技術で時空が狭まり「遠く」が見えやすくなった二一世紀の今なら、時空を超える思想は可能なのである。より正確に言えば、それは時空を「超える」というより「つなげる」思想なのである。地球の反対側で起こっている現実は報道やネット情報で伝わってくるし、そこから日本への移民も来ているのだから、他人事と言ってはいられない。一〇〇年後について確度の高い予測があるし、二〇年後や三〇年後の備え方も提示されているから、無関心ではいられない。こうした事実をきちんと考えることは、「時空を超えた未知の領域」を考えることではなく「つないだ予測可能な領域」を考えることなのである。すると、世代間倫理は「時空を超えるから倫理ではなくなる」のではなく、「遠いとはいえ時空のつながった〝同胞〟の倫理として成立する」と答えることができる。

第8章　地球全体主義の可能性と困難性

1　地球環境の「有限性」と「全体主義」的主張

地球温暖化と気候変動枠組条約

地球環境の危機は、資源枯渇や有害物質などさまざまに語られるが、最も包括的な大問題は地球温暖化であろう。地球の平均気温は、最後の氷河期が終わってからここ一万年間、摂氏一五度前後に収まってきた。五、〇〇〇年ほど前の「ヒプシサーマル期」や紀元後一二〜一三世紀にも温暖期はあったし、一六〜一七世紀には「小氷期」があったが、〇・五度とか〇・八度といった気温変化が数百年かけてゆっくり起こったにすぎなかった。ところが、産業革命が始まった一八世紀後半からは、従来にない速度で気温が上がり始め、近年になるほど加速している。

世界の科学者が共同で温暖化を研究している「気候変動に関する政府間パネル」(IPCC、一九八八年設立)の第四次評価報告書(二〇〇七年)はこう述べている。二〇〇五年までの過去一〇〇年で地球の平均気温は〇・七四度上昇し、海面も平均で一七センチメートル上昇した。そして二〇世紀半ば以降の気温上昇は、人間活動による温室効果ガス(量的にはCO_2が大半だが、効力はメタンやフロンや代替フロンがその何倍もある)の増加による可能性が、九〇パーセント以上である。二一〇〇年には地球の平均気温が一・八〜四・〇度上昇し、世界に干ばつ、熱波、台風強大化といった異常気象が増える。世界の食糧不足、水不足が地域紛争をも引き起こす。

温暖化は地球全体で均等に起こるのではない。異常高温と異常低温、集中豪雨と干ばつが地域によって不均等に起こりながら、全体的には平均気温が上がっていく。よって包括的には「気候変動問題」と呼ばれる。これをくい止めようとする世界共同の取り組みが、「気候変動枠組条約」、俗称「地球温暖化防止条約」である。一九九二年に採択され、九五年から毎年、条約締約国会議(COP)が開かれている。九七年の第三回締約国会議(COP3)で採択された「京都議定書」は、先進諸国の温室効果ガス(CO_2など六種類)の削減を数値目標で明示した、当時としては画期的なものであった。早々のアメリカの離脱(二〇〇一年)、柔軟化措置(ガスを削減したと計算上はみなせる「抜け穴」)を大幅に認めたこと、発展途上国のガス削減協力の見送り、などの問題をはらみながら、二〇〇五年に主要諸国の国内批准ができて条約は発効した。

「京都議定書」は二〇一二年までの「ノルマ」を定めたもので、ＥＵは「一九九〇年比八パーセント削減」というノルマを超えて一五パーセント程度の削減を達成したと見られるし、日本も「六パーセント削減」を「計算上は」ギリギリで果たしたことになっている。一定の成果はあったと言えよう。しかし、二〇一三年以降をどうするかという「ポスト京都議定書」については、何年も議論されながら決まっていない。この間に、CO_2排出量で中国がアメリカを抜いて最大となるなど、「京都議定書」に縛られていない途上国のガス排出量増加が目立つ。一九九〇年時点では途上国のCO_2排出量は世界の二八・四パーセントにすぎなかったのに、二〇二〇年には四九・八パーセントになるという推計（ＩＰＣＣ二〇〇一年第三次評価報告書）もある。国際社会は二〇二〇年までに、米中を含む多くの先進国と途上国が「共通に有しているが差異のある責任」を果たせるような、新たな議定書を作ろうとしているが、「共通」を強調する先進国と「差異」を強調する途上国とのせめぎ合いは、「南北問題二一世紀版」としてまだまだ紛糾しそうである。

「囚人のジレンマ」

温暖化をはじめとする環境問題は地球「共通」であり、差異があるとはいっても「責任」はどの国にもある。しかし、そもそもこの責任の引き受けが順当には果たされないのだ、という趣旨で、「囚人のジレンマ」という話が持ち出される。ゲーム理論でよく用いられ、文字どおり、囚われ人が板挟みの苦境に陥るというストーリーである。

ある犯罪の共犯二人（三人以上でもよい）が囚人（厳密にはまだ「容疑者」）として取り調べを受け、「もう一人の奴と一緒にやったことをすぐ正直に自白すれば、情状酌量してやる。往生際の悪いあいつに二人分の罪がいくだけだ。でもお前が黙っていると、二人分の罪をかぶるのはお前のほうかもな」とささやかれる。もう一人の囚人も別室で同じささやきを受けている。二人の囚人は、一致団結して黙秘を貫いたら証拠不十分で無罪になるかもしれないのに、別々に取り調べを受けているうちに疑心暗鬼になり、罪を自白してしまう。隣の取調室でも同じことが起こっており、二人ともかなりの重罪という裁きを受ける。つまり、個々にはよりマシな選択をしたつもりが、当事者総体にはありがたくない結末がもたらされるのである。

この話が環境問題にも適用される。各国とも、「CO_2削減など環境に配慮した商品を作ろう」とは考えるのだが、自由主義経済競争の世界では、「ライバル国が環境対策手抜きの安い商品を出してきたら負けてしまう」と疑心暗鬼になる。囚人たちと違って話し合いはできるのだが、「外交は建前にすぎず、本音は自国の利益のみ」と思っていたら合意は役立たない。結局はどの国も、環境そっちのけの商品開発・売買に走ってしまう。つまり、各国なりに環境保護は考えても、他国相手の経済競争があるために、世界ぐるみの保護は実現しにくい――これが「囚人のジレンマ・環境問題版」である。

ここで想定したのは、まずは先進国どうしのライバル関係だが、企業どうしの競争でも言える。また、先進国と途上国（特に途上国から先進国になりつつある中進国）との関係についても言える。たとえばアメリカが「中国もガス削減を」と主張するとき、そこには「多くの国が同時にやらないと環境は守れない」というまっとうな意図も半分あるが、「中国が環境配慮抜きで安上がりな商品を出してきたら国際市場で負ける」という打算的な意図も半分ある。

エコファシズムの危険性

ここまで来ると、次のような主張も出てくる。「自由な経済活動を前提にしたまま〝紳士協定〟だけで環境を守るのは不可能に近いから、強権的にでも地球全体の利益を優先すべきだ。地球環境は有限であること、その範囲の中に人類の生産・消費は制限されることを自覚せよ」――これが「地球全体主義」の端的な主張である。「個人の、各企業の、各国の自由な利益追求を許してきたことが環境危機を招いた。個々の自由が全体の危機を招いて個々の生存すら危うくさせるなら、自由を制限してでも全体の利益を守るべきだ」と呼びかけてくるのである。

そこで、「全体の利益」とは何かを考えてみよう。単なる個々の利益の総和ではないだろう。富者と貧者を極端につくりながらの全体利益は現に存在しているが、その格差は問題だというのが功利主義への主な批判である。そして全体利益の無限の増大は望めないというのが地球環境問題である。すると、全体量を見極めながら、また付随する犠牲も予想しながら、全構成員それぞれの果実の取り分、犠牲の分担を決めねばならない。個々の人や国の利害を超越した大局的な判断力と、判断したからには個別の不平や抵抗を押し返す実行力とが求められる。

その判断力はどうあればよいか。「公平と平等」をその原則としたいが、それは産業実績や生活実態という現実を無視した機械的平等というわけにはいかないだろう。自由主義経済の駆動力となってきた「経済大国」から財を没収してその活動を制限するのは全体の活力に不利益をもたらす、という判断も働くかもしれない。そもそも平等の基準は何か。人数が絶対なのか。経済背景も国情も違う国々の、どの時代のどの階層の生活水準を満たせばよいと言うのだろうか。

また実行力はどうあればよいか。財物の、そして汚染・廃棄物の配置の現状を調べ上げ、新しい配分を遂行するには、個々の利害や異論を抑えてでも実現する執行力が必要だが、そんな強力なものがうまく組織できるだろうか。その組織の正当性を世界の大半の人が認めることも必要だが、世界中の人が文化や立場を超えて認めるものなどつくれるだろうか。

全体をまとめようとすることは、自由な創造性を阻害したり、弱者切り捨てを助長したりする危険性がある。「地球丸ごと」を管理する政治は、エコロジーに名を借りたファシズム（強権的独裁主義）ではないのか。地球全体主義はこうした「エコファシズム」に行き着いてしまうのか。もっと「穏当な」方法はないのか。

2 「閉じた系」としての地球観

ハーディンの「共有地の悲劇」

地球を有限な「閉じた系」と見て、「自由主義のままでは環境破壊は不可避であり、地球を救うにはファシズムしかないかもしれない」という深刻なメッセージを発するのが、アメリカの生態学者ハーディン（一九一五─二〇〇三）である。彼は「共有地の悲劇」という物語（一九六八年）、そして「救命ボートの倫理」という物語（一九七四年）を提示している。

「共有地の悲劇」とは次のような物語である。牧畜業の村があって、共有の牧草地に各農家が私有の牛を放牧している。たとえば、ある農家が一〇頭の牛を飼っているとして、「もう一頭増やそう。牧草地にかかる負担はあるが、それは〝共有地〟全体に薄く広がるマイナスにすぎず、牛一頭分の売却益のプラスのほうが私には大きい」と、それなりに合理的に考える。これを実行し、もう一頭、もう一頭、と損得を判断して牛を増やす。他の農家も同じく「合理的」に判断して実行する。こうして牛が増え、牧草が食い荒らされ限界を超えると、共有地は荒廃し村は全滅する。

ハーディンの意図を解説しよう。「牛は私有、土地も分割して私有」という完全私有主義なら、土地が荒廃するマイナスも自分一人に降りかかると予測できるから、過剰放牧は起こらない。「牛も共有、土地も共有」という社会主義でも、牛の売却益もやはり共有だから、一人で無理して牛を増やしはしない。「牛は私有、土地は共有」という自由主義だからこそ、自分の利益のために牛を増やしたい、土地荒廃を心配して遠慮しても隣人が増やせば自分が損するだけだ、という思いから逃れられない。このように、自由主義経済に「共有地の悲劇」は不可避である。

では、私からの解釈を加える。ハーディンは完全私有主義を求めているようにも見えるが、不可能だとわかっているのだろう。土地表面を柵で分割しても、水も空気も流れて土質は影響し合う。牧草地は「公共の環境」たらざるをえない。社会主義を求めているわけでもないだろう。二〇世紀社会主義の非効率性と抑圧性に気づいていただろうから。つまり、「共有地の悲劇」の趣旨は、公共環境で私的営みをすれば環境は荒らされるほかはない、ということである。自由主義が、個人主義が、さらには今日的な手続きを踏まえた民主主義さえもが、環境破壊の可能性を持つ、というのがこの物語の教訓である。

「救命ボートの倫理」

ハーディンがもっと現実の厳しさを突きつけるのが、「救命ボートの倫理」という物語である。大型船が難破して、六〇人定員の救命ボートにすでに五〇人が乗っており、海面には溺れかけの一〇〇人がいる。ここで考えられる選択肢は、①人道的に全員を乗せようと努める、②合理的判断も入れてあと一〇人まで乗せる、③生きるに値する人を選んで乗せてそうでない人には降りてもらう、④上記三つにともなう困難を断ち切ってこれ以上は誰も乗せない、である。そして、①は定員超過でボートが沈み全員死ぬから却下、②も定員一杯は不安だし一〇人だけを選ぶのは悩みが尽きないから却下、③も良心的な人が死んで強欲な人が生き残ることになるから却下、④が混乱なく確実に生き残る道として最もマシである、とする。

ハーディンは、ボートに乗っている五〇人が先進国のたとえ、溺れかけている一〇〇人が途上国のたとえだとしている。先進諸国は余裕があるし、環境保護の技術もある。途上諸国は人口も増えているし、環境を犠牲にせずに豊かになっていくことは不可能である。不公平ではあるが、有限な地球の現状では、人類の（たとえその一部分でも）安全な生き残りにはこれしかない、と言うのである。当然、ハーディンへの批判者は多い。それも覚悟で「無理して正義を貫こうとしても人類の破滅になるだけだ」と、厳しく語るのがハーディンなのである。

私なりの解釈はこうである。先進国だけが、豊かな人たちだけが救われればよい、とハーディンが本気で願っているかどうかは疑わしいが、甘っちょろい策で地球の全員が将来もずっと救われるというわけにはいかない、という意味で彼の突きつけを厳粛に受け止めるべきだろう。君たちは「自由で平等な」民主主義を信用してきたのだろうが、これからの環境問題は強権的全体主義的にしか解決できないかもしれないよ、とまで言われているのかもしれない。だが、やはり特権者のみの生き残りを「最善の答え」とはしたくない。「今すぐなら間に合うかもしれない、もっとマシな答え」を、命脈が尽きたわけではない民主主義の範囲内で、何とか探っていきたい。

フラーとボールディングの「宇宙船地球号」

地球は有限であるという見方を表す最も今日的な言葉は、「宇宙船地球号」であろう。テレビ番組の表題にも使われたこの言葉は、アメリカの建築家であり思想家でもあるフラー（一八九五－一九八三）が『宇宙船地球号操縦マニュアル』（一九六三年）で世に広め（言葉自体はアメリカの経済学者ジョージの一八七九年の『進歩と貧困』にあったとのこと）、イギリス出身でアメリカに移った経済学者ボールディング（一九一〇－九三）の論文「来たるべき宇宙船地球号の経済学」（一九六六年）で環境問題とつないで意識されるようになった。

フラーは、地球を宇宙的視座から包括的に見る哲学を持っていた。地球号が数十億年かけて保存してきたエネルギー（石油など）を、天文学的時間で言えばほんの一瞬（ここ一〇〇年か二〇〇年）で使い果たすことの愚かさを指摘し、地球外から得られるエネルギー（太陽光や月による潮の満ち引き）で生活する可能性を論じていた。「自然エネルギー」が話題になる今日から考えても、先見の明があったと言えるだろう。

ボールディングは、経済学に「地球は一隻の宇宙船にすぎない」という概念を導入した。これまで経済学は資源を際限なく採れると想定する「開かれた経済」を考えていたが、これからは採るのも捨てるのも限られた場所でのことだと想定する「閉じた経済」を考えねばならない、と語る。今でこそ、「資源は掘ればどんどん採れるし、汚染物はどこかよそに捨てればよい」という考えは通用しないが、一九六〇年代当時としては、成長主義一辺倒だった経済学に一石を投じるものだったのだろう。

「宇宙船地球号」イコール「地球全体主義」ではない。地球という惑星を宇宙に漂う一隻の宇宙船に見立てて、有限な環境下にある閉じた空間なのだと意識しよう、というのが「宇宙船地球号」の考え方である。かたや「地球全体主義」は、地球を一つのまとまりと見る点では似ているが、内部の利益分配を統制的にコントロールすることに関心の比重が置かれている。「限られたものを有効に」と言えば共通するが、前者には「限られているのだから謙虚に」というメッセージが、後者には「有効に使うには指揮系統が必要」というメッセージが強く感じられる。ただ、どちらも「操縦者」として、あるいは「指揮者」として、人間の管理能力を無条件に信用してしまっているところがあり、そこに疑問を呈する余地はありそうだ。

ラブロックの「ガイア仮説」

地球を「閉じた一つのまとまり」と見る考え方には、別のものもある。「一隻の宇宙船」というよりは「一つの生命体」と考えるのである。イギリスの科学者（物理学から医学まで幅広い）ラブロック（一九一九―）の「ガイア仮説」（別称「ガイア理論」）がそれである。地球を、ギリシア神話の大地の女神の名にちなんで「ガイア」と名づけ、『地球生命圏――ガイアの科学』（一九七九年）から『ガイアの復讐』（二〇〇六年）まで、自著の表題に使っている。

ガイア仮説では、地球が大きな生命体のような自己調節機能を備えている、と考える。ラブロックは、「ガイア」という呼称を使う前は「自己統制システム」と呼んでいた。よって、地球環境に人間が働きかける場合は、目先の部分的な操作のみを考えるのではなく、大気や水系や大地や緑という全体的な生命圏の脈絡で考えるべきだ、ということになる。ラブロックに対しては、「地球に一つの意思があるわけではないし、地球表面の諸生物が合意して環境を決めているわけでもない」という批判があるが、「目的論のように何かを意図しているということではなく、この星自体がシステム体として全体調整をしながら存続しているのだ」というのがラブロックの意図である。

地球が一つの生物のようなものなら、人類はその表面にへばりつく菌のようなものかもしれない。宇宙空間から見ればたぶんそのとおりで、地球表面でうごめく諸生物の中でも人類が最も傍若無人な振る舞いをしているのだろう。人類はある種の「ばい菌」かもしれず、ガイアに本当に意思があれば、人類を絶滅させるかもしれない。人類が「図に乗って」地球環境を悪化させ自分の首を絞め殺すまでになれば、しばらくののち他の諸生物は安定的に復活し、ガイアの平和が訪れるのかもしれない。

ないわけだが。

「人類が消えたガイア」――私たちはそれを目撃することはできないし、そうなることを望んでもいない。

「ガイア仮説」は、人間を地球の操縦者としても指揮者としても想定していないのだから、「地球全体主義」と呼ぶのはふさわしくない。むしろ「自然中心主義」の、その中の「生態系中心主義」の、最も大がかりなイメージと見たほうが当たっている。ただ、「地球というまとまり」は考えているわけであり、「〝地球は一つ〟でよいが、人間にその主導権があるなどとうぬぼれるなよ。むしろ、表面に居候させてもらっているつもりで謙虚に居住まいを正しなさい」という戒めとして、意義あるものと評価したい。「人間が主役の地球全体主義」が「地球に共生する一員として知恵を働かせる地球全体主義」になることで視界が開けるなら、ガイアのイメージを経て地球全体主義に論を戻すことにも意味はある。

なお、こうしたヒントを与えてくれたラブロックではあるのだが、彼はエネルギー問題に関しては、化石燃料による温暖化のほうが地球環境には悪いとして、原子力発電を強く支持している。

3　地球全体主義への疑問

地球全体主義の目ざすもの

ではあらためて、地球全体主義は何を目ざすのか、その路線にはどんな困難が待ち受けているのか、整理して論じよう。

救命ボートであれ宇宙船であれ、地球環境は有限だ、しかもひと昔前の予測よりも限界は厳しいと覚悟せよ、とこの主義は呼びかける。切迫した有限性があるのだから地球というまとまりを優先せよ、地球環境に関わる分野では自由主義・個人主義を抑制してでも全体の利益を守るべきである、と主張する。そして、地球の共同利益を全体的に管理せよ、そのために資源や排出物のあり方を集中管理するシステムをつくれ、と迫ってくるのである。

かつては、「各個人が自由に利益を追求できることが基本。歯止めはせいぜい他者危害原則。個人が自分の財を増やそうと頑張ればみんな豊かになれる」という功利主義的方針が通用していたかもしれない。だがそれは、産業規模が小さく、資源を好きなだけ採っても廃棄物を勝手に捨てても、その地域には問題だったろうが、地球全体からすればまだ大丈夫、という時代の話だ。

たしかに哲学者ロック（一六三二―一七〇四）もこう言っている――自然状態においては大地は共有

だが、自己が所有する身体での労働によって耕作地を私有とすることは認められる、と。しかしその直後にこう続けている――ただし、他の者にも十分な量と同質のものが残されている範囲内で、と。後者は「ロックのただし書き」として有名である。私たちは今まさに、この「ただし書き」に抵触する状況にいるのである。たとえ自分の労働によるものであろうと、採ったり捨てたりすることが他者の環境を劣化させるのである。地球全体で産業が発達しすぎて環境に余裕がなくなってきたからには、個人の自由、各企業の自己利益、各国の自治とばかりは言っていられない。

よって今は、地球全体としての資源消費と汚染物排出の限度を見極めて、どこで何をどれだけ採ってよいか、採った後の補塡（木の伐採なら植林）をどうするか、どこに何をどれだけ捨ててよいか、捨てた「迷惑料」（環境税のようなもの）をどう徴収するか、等々を「地球共同利益機構」のようなところが決定し実行させるべきだ、となってくる。

自由の否定？　経済統制から思想統制へ？

しかし、この主張を受け入れるにはかなりの疑問がある。三点でまとめよう。

第一点はこうである。「自由」が否定されるような主義には同意しがたい。自由は人類近代化の財産であり、人間の基本的権利である。自由という権利が、奴隷にも、黒人にも、女性にも拡張され深められたのが人類の歴史である。外からの統制は歴史の進歩にも反する。自由を抑えにかかるのは、

「環境破壊」をくい止めようとするあまりに「人間破壊」を引き起こすようなものである。

特に「経済的自由」は、自己利益のためなら頑張るという人間の本能的欲望にあまりにもうまく適合しているので、統制するのは難しい。この自由があったからこそ、二〇世紀において資本主義は社会主義に「勝った」のである。経済統制が失敗に終わることは、こうした歴史が証明しているではないか。そしてこの経済統制は、思想統制まで行き着くだろう。労働や自分の取り分について注文をつける自由がないということは、そこにある政治体制に異議を申し立てる自由もないことになる。自分はこうしたい、そのためにこう頑張りたい、と思う自由も許されないことになってしまうではないか。

抑圧主義？　「弱い者いじめ」？

第二点はこうである。第一点と表裏一体になるが、全体主義の抑圧性への不安がある。「みんなのためなんだから、これは少しだけで我慢しろ。あれは一切あきらめろ」と言われて、それがいわゆるぜいたく品に関するだけならまだしも、基本的生活財まで制限され、その果てには、不平を述べたり希望を考えたりする内心の自由まで抑圧されるのではないか。全体主義は、理想としては「有限なものをみんなで仲良く分け合う幸福な社会」を目ざすのだろうが、現実には「みんなが相手の取り分を監視し牽制し合う不幸な社会」にしかならないのではないか。

実際、二〇世紀前半の軍国主義国家はそうだったし、二〇世紀後半の「無理してつくった社会主義国家」にもそのような色彩が強かった。しかも、管理する側が抑圧する側になるから、抑圧される側への「弱い者いじめ」のような状況が生まれ、抑圧される側の中でもいわばスパイ合戦となって、さらに弱い者をいじめるという不幸な二重構造が生まれていた。「環境のための全体主義」は、かつてのこうした「統制維持のための全体主義」とは違うのだ、これからはみんなが納得できるうるわしい全体主義ができるのだ、などと保証できるのか。

管理者不在？　強者の独裁？

第三点はこうである。全体を管理する人や機関、そしてその方法に問題が出てくる。世界全体のマネジメントなど、誰がどうやってできるのか。現在、国際連合という組織があるが、いざというときにあまり役立っていないように見える。会議そのものが紛糾しがちだし、「逸脱国」を強く指導することもできない。地域紛争などがあっても、「決議」や「勧告」の言葉が宙を舞うだけで、はっきりした解決はできないことが多い。結局はアメリカなどの安全保障理事会常任理事国のパワーバランスで事態が左右されており、世界の公正中立な管理者などどこにもいないように思える。

そもそも、「地球」だの「世界」だのという大きなものを中央組織でまとめようとしても、諸勢力の主張は対立しがちである。無理にまとめようとすれば離脱者続出となり、もっと対立が鮮明になるかもしれない。それを避けるには、決定には強い発言力が、執行には大きな強制力が必要となりそうだ。それは、つまりは既存の勢力図の中での特定の強者が独裁的力を持つことを意味するのではないか。「あまり大国ではない国」から国連事務総長を選んで当たり障りのない役割だけ果たしてもらう、という現在のやり方をやめ、本気で世界中の多数派工作を行って、「世界大統領」を選んで強い権限を与えるのか。そのプロセスがまた紛争の種になりそうだが。

4 地球全体主義の教訓

全体主義批判の受け止め方

以上のように、地球全体主義には疑問というか、批判が多い。「全体主義」という呼称がイメージを悪くするから「地球有限主義」と呼び換えよう、と唱える人もいるだろう。しかし「有限主義」と呼んだところで、「有限だからどうするか」という話になると、「自主規律では〝他者危害原則のあいまいさ〟や〝囚人のジレンマによる破綻《はたん》〟に舞い戻って間に合わなくなるから、やはりはっきりした世界基準を」という議論は出てくるだろう。

正直に言って、地球全体主義への疑問や批判を払拭できる名解答は、今は見当たらないと思う。真正面から言い返して「こうすれば大丈夫ですよ」とは語れない。ただ、疑問にある程度は答えて、「少なくともこうは言える」とか「全面的解答にはならないがここを留意することで部分的にはよりマシになるだろう」とか、「こういう方向で考えれば実現可能な解答に近づけるかもしれない」といった論は立てられると考えている。それは「地球全体主義をうまく実行する」というよりは、「地球全体主義そのものを違った主張に修正していく」ということかもしれない。以下、上述の疑問への当面の返答として、一点ずつ論じてみよう。

民主主義と環境との両立

疑問の第一点にはこう返答しよう。「自由」の意味内容を吟味し、環境の世紀にふさわしい「民主主義」をよく考えて、環境保護と両立する「自由」や「民主主義」の姿を模索していくことにする。「自由」といっても、個々人や個々の国の立場と全体とのバランスは必要になる。「ロックのただし書き」に戻れば、「他の者に十分な量と同質のものを残せないときの、自分の取り分を考える」ということになる。野放図な自由とは違った、熟慮して他の仲間の自由も守ってやれるような自由を行使する、ということができれば、自由を否定して全体統制に従うという形を避けながら目ざす効果を得られるのではないか。「民主主義」的決定を放棄して全体主義に服するのではなく、お互いの自由を主張しながらある種の対話的理性をもって合意か歩み寄りに到達できるなら、結果的に全体への配慮は実現できていると期待できる。

「他者危害原則では環境問題には対処しにくい」という趣旨のことを述べてきたが、実はこの原則そのものに弱点があるというよりは、「他者」の姿、「危害」の内容への想像力が及んでいないことが弱点をつくっているのかもしれない。「世代間倫理」の章で「時空を超える、いや時空をつなげるのだ」と表現した。その言い方にならえば、「二〇世紀には想像が及ばなかった〝他者〟でも〝危害〟でも、二一世紀の情報力を背景にすれば想像が及ぶかもしれないから考慮してみよう」と語ることになる。

抑制すべきなのはどこか

疑問の第二点にはこう返答しよう。「全体を抑制。みんなで我慢」と唱えるときの「全体」「みんな」というレトリック（言葉遣いのからくり）に注意したい。抑圧は、均等にはかからないことが多い。弱者へのしわ寄せ、自己主張の勢いを持てない者への冷遇から始まりがちである。日本の現代史で、福祉予算の切り捨てがいつどんな理由づけでなされたかを振り返ればわかる。「みんなで仲良く我慢」といかないのは、その方針が実は、弱い立場の者を先に苦しめる不平等さをともなっているからではないか。

国内的にもそう言えるし、国際的な貧富の差についてはもっとそう言える。余裕のある人や国が一〇パーセントの削減を求められるのと、飢え死にギリギリの人や国が一〇パーセントの削減を求められるのとでも事情は違う。余裕のある者は、ずる賢く立ち回れば、自分の削減率を抑えるような話に持っていくこともできてしまう。まずは最小限の生活保障を世界規模で考え、そのうえで、安定的長期的な各階層の「充足」水準を、強い立場の者から謙虚になって提案していく姿勢が、重要になるのではないか。そうした中に「少ないものを牽制し合って奪い合う」構図ではなく、「必要なものを譲り合って与え合う」構図を、少しずつでも生み出したい。

協力のあり方とまとめ役

疑問の第三点にはこう返答しよう。従来型の世界の「強者」が、自分の都合で事を進めないようにしておくべきだ。地球環境破壊については、「豊かな側」「荒らしてきた側」、すなわち二〇世紀までの先進国が、率先して環境保護や他国の環境対策支援に乗り出さなければ、途上国は「全体での抑制の輪」に入ってきてくれない。先進国が他の多くの国から「あっぱれ」と思ってもらえなければ、今や世界最大のCO_2排出国となった中国は、「過去の累積排出量は日米のほうがまだ多い」と抗弁し続けるだろうし、やはり排出大国となったインドは、「人口一人あたりの排出量で計算すれば日米のほうがまだ多い」と抗弁し続けるだろう。ここを乗り越えることが世界の環境協力への道である。

世界的には先進国が、一国内では富裕な人々が、自らの襟を正し支援の姿勢も見せるとき、貧富両極から共通の信頼を得られる中立的な「まとめ役」が出現する余地が出てくると考えている。「国」である必要はない。ＮＧＯ（非政府組織）でもその国際ネットワークでもよい。市民レベルからボトムアップされた組織が世界的に認知されて事実上のまとめ役になれたら、威圧的な強制力がなくても事は前に進むと期待できる。

終　章　「生命圏」の倫理学へ

1　「生命」と「環境」をつなぐ思想

「生命圏」という思想

環境倫理で語られる、人間中心主義／生命中心主義／生態系中心主義といった考え方は、どんないのちをどう尊重するかという議論につながる。他方、生命倫理で語られる、移植用臓器をどこから持ってくるかという話や、人類や自然界の「遺伝子プール」を医療資源としてどう守りどう使うかという話は、環境の議論と切り離せない。このように、環境倫理の問題は生命の倫理的議論に帰着しやすいし、生命倫理の問題は周辺の環境の倫理的議論に及びやすい。

環境といえば、まず周囲の自然環境がイメージされるが、人間にとっては自らの身体そのものがいのちを守る環境である。すると、この身体を「内的環境」と捉え、自然や地球そのものを「外的環境」と捉えることで、トータルな「生命圏」をイメージすることができる。実際、水も空気も有機物も、身体の内と外を循環しているし、死ねばみんな「土にかえる」のである。この生命圏という循環世界の中で、その持続や保守や改善を原理から考える「生命圏の倫理学」を、私は提唱している。

「生命圏の倫理学」の可能性

生命倫理は、人間の生存の権利を厳しく見定める議論、いわば生の範囲を狭める方向の議論をすることが多いとされている。その典型例が、パーソン（人格）という完全な自己意識の備わった人間にのみ生存権を認めるという「パーソン論」である。かたや環境倫理は、生きとし生けるものを幅広く尊重する議論、いわば生の範囲を広げる方向の議論をすることが多いとされている。その典型例が、人間のみが主役なのではなく自然のすべてが主役なのだとする「自然中心主義」である。よって、生命倫理と環境倫理は離れていく道をたどり、発想の流儀が対極にあるから研究者も道を分かれていく、と見る向きがある。

しかし、「生命倫理」イコール「パーソン論」ではない（むしろパーソン論批判に立つ生命倫理学者のほうが多い）し、「環境倫理」イコール「自然中心主義」でもない（むしろ自然中心主義ばかりでは無理だという環境倫理学者のほうが多い）。私自身は両方を研究し、今回も一冊の本に「生命・環境倫理」とまとめているように、生存の幅を広げて多くのいのちを尊重するような生命倫理を志向しているし、人間を中心に置きながらもその人間の利益よりは責任を重視するような環境倫理を志向している。両者を統合する理論を目ざし、その先にいのちと自然を貫く生命圏の倫理的思考を目ざしている。原理的思考のみの哲学に閉じこもるのでなく、医学や生態学、社会学や経済学とも連携しうる学的体系としての「生命圏の倫理学」が多くの人に認知されれば、医療や環境に関する議論もよりよい形で共有できるのではないかと考えている。

また、生命倫理は、胎児中絶や安楽死を推進しかねない技術に歯止めをかける「滑りやすい坂道論」（slippery slope theory：拡大解釈や乱用や悪用で地獄への坂道を滑り落ちる危険性を訴える理論）として、提示されることがある。かたや環境倫理は、時間と空間を超越するかのような世代間倫理として、提示されることがある。

しかし、そもそも倫理とは、技術を後から追いかけてブレーキをかけに行くときに初めて出現するものではないし、いきなり遠い時代と遠い世界に思いを馳せよと命じるものでもない。今ここで共にある仲間たちとの息づかいから醸成され、「私たちはこうありたい。そのあり方をよりよく実現する技術であってほしいし、そうした知恵を未来にも伝えたい」という意識が、「共同体の筋道」として、「習俗」として結実するのが、「倫理」なのである。生命倫理と環境倫理の統合を志すことは、倫理そのものの意味を深める営みにもなると考える。

2　自然と共生するいのち

「自然の権利」の教訓その一――人間側の反省

実は、まだ本書には「宿題」が残っている。第6章の第4節で「「自然の権利」思想は「使えるか」と問いかけ、その思想の「弱点」を三つ指摘しておきながら、「弱点克服の道は終章に回す」としていた。ここで、「克服」とまでは言えないかもしれないが、弱点指摘に対するある種の「答え」を、自然の権利の議論から得られる「教訓」として語ることにしよう。

第一の弱点指摘は、「現実には無理だ。人間を窮地に追いやってまで、自然の権利を守れとは言えない」というものであった。たしかに、「自然生物もそれぞれ人間と平等ないのちの持ち主である。牛一〇頭と魚一、〇〇〇匹を殺して食べる前に、人間一人が死んだほうがマシだ」とは言えない。「岩を砕いて建築材を手に入れるのはやめて、ありのままの岩の下で暮らせ。その結果、人間のほうが凍え死んでも仕方ない」とも言えない。おそらく「自然の権利」論者もそんなことを言いたいのではないだろう。

「自然の権利」論者の真意は、「のさばりすぎている人間たちに、自然によって生かされていることを突きつけたい。他の生物のいのちに思いを馳せ、食物連鎖の延長線上で食べたり利用したりはしても、その存在のありがたみを忘れないように」ということであろう。周囲の環境に存在する無生物も含めて、「周りに生かされている自分を自覚するなら、周りを尊重する自分になりなさい」ということであろう。ならばその真意を酌み取って、「のさばりすぎへの反省」は示したほうがよい。「人間は神のしもべだが、その人間のしもべとして地上の諸々の物は与えられたのだ」という宗教的物語はカッコに入れて、地上の諸生物と共生しないと生きていけないのが人間なのだ、という謙虚さを持とう。

自然界から取ってよいもの、加工してよいものの分量と種類を真面目に推計して限定する。動植物の「種の絶滅」を招くような乱獲はしないように世界中が注意し合う。そして、最も増えすぎている「種」である人間の側が、国際的な協力にのっとって人口抑制に努める。これらが教訓を受け止めたうえでの具体的な策となる。

教訓その二――「人間対人間」と「人間対自然」

第二の弱点指摘は、「構造的に欠陥がある。人間の側から自然の側へという主張は、環境問題が人間どうしの問題を含んでいることを隠してしまう」というものであった。たしかに「保存」論は、きれいごとで語られている面がある。都会で稼いでパック詰めの豚肉を買いながら、養豚場や屠殺現場の実態を見ず、おのれの手は汚さずに「自然っていいよね。また夏休みに来るからこのままにしておいてね」と語る、自称「自然愛好家」はいる。自然に密着して生業《なりわい》を立てている山村民の苦労や低収入には目を向けず、「その山に道路なんか造るな」と土日だけ乗り込んで開発反対運動の旗を立てる都会人もいる。

しかし、そういう人たちの問題点を指摘することと、自然の尊さを考えることとは別問題である。開発を求めざるをえない山村民と、自然のままに保存してくれと言う都会人（別の例なら、生活のために原発再稼働を求めてしまう福島県民や福井県民と、原発はやめて電力節約で暮らそうと言う東京都民や大阪府民）の、皮肉にもクロスする要望、都市と地方の賃金格差や労働条件格差、それらは隠蔽せずに解決を探るべきだし、そこを見ない人には見るように忠告すればよい。

逆に、そうした「人間どうしの問題の隠蔽」になりうることを、「保存」論を打ち消す口実にすべきではない。「〝保全〟では、なし崩しの環境破壊をくい止められないから、いっそ〝保存〟と言おう」との主張が出てきた経緯は踏まえるべきだ。具体的には、日本のあちこちに聖域的な「保存」地区を設けるという手が考えられる（富士山も、世界文化遺産ではなく世界自然遺産として、登れる人数と時期を厳しく制限したほうが、象徴的意味は増したかもしれないのだが）。世界でなら、ある自然豊かな国が環境保護に回る余裕はないと言うならば、日本が率先して「保存」のノウハウを伝授し、それと同時に、自然を切り売りしなくても食べていける産業と、そのための教育における支援を行えばよい。「保存」論には、「対人間」で自然の意義を教訓的に示し続ける意義がある。「世界すべてで」とは言わないが

「要所要所で」、その象徴的意味と資源保持という現実的意味をともなって、「ありのままの保存」を計画し、実行していければよいだろう。

教訓その三――「物語」に相乗りするという手

第三の弱点指摘は、「そもそも成り立たない。自然の側が権利を上手に行使するわけもなく、人間が押しつけた虚構の物語にすぎない」というものであった。たしかに「自然の権利」思想は、所詮は人間の想像力の産物であり、虚構（フィクション）と言えよう。「動植物に権利を認めればそれぞれが適切に権利を主張し合い、他の生物の権利もほどほどに認め合って、バランスのよい自然共同体が出現する」という絵に描いたような姿は生まれまい。ひょっとしたら、イルカやオランウータンとなら、人間が倫理的相互関係を結ぶことが可能となる日が来るかもしれないが、ネズミやカラスとは無理だろう。

しかし、それを承知のうえで、あえてその「フィクション」に多くの人が相乗りしてみる意義はあると考える。第6章の第2節で紹介した「自然の権利」訴訟は、まさにその格好の例である。「私を殺さないで」と樹木が権利を主張するという「物語」が、物語にすぎないことをみんな承知しているのに訴訟のシナリオに置かれ、アメリカなら自然保護派の勝訴になることもあるし、日本では勝訴とまではいかないが実質的に開発が止まったこともある。「自然の権利」物語に運動家や支援市民が相乗りする、それを裁判所や世論がウソっぽいと目くじらは立てずに追認する、そんな図式はあちこちで始まっている。フィクションを手がかりにして実質を獲得する道は、ありうるのである。

考えてみれば、「物語」が現実をほどよく収めることは、人類史にはありうることである。最も大きな物語は「神」である。私は無神論哲学者で、「神が人間を創った」というのは事実ではなく「神が人間を創ったという物語を、人類が何千年もかけて作った」というのが事実だと考えている。神の物語を作った最大の理由は、人間のみが死を自覚しながら生き続ける存在で、「死の恐れ」を「死後の世界、生前の世界、それらを掌握する存在者」で置き換えない限り安心して生きてはこられなかったことにある、と見ている。それでいて私は、「神の物語」が人間の業《ごう》の悪い面を小さめにくい止めてきた意義を認めている。

そこで、二一世紀の新しい物語として、「自然の権利」も温かい目で、時と場合によっては認めてやってはどうだろうか。

まとめ――自然と付き合い、いのちを育む

「自然と溶け合ういのち」、「大地に根を張った自己実現」というイメージは、ロマンティックではあるが、ロマンだけでは生きていけない。「物語に相乗りする」とは述べたが、フィクションであることは承知しているのだから、身をすべて預けるわけではない。「あなたは自然中心主義者なのです

か」と問われれば、私はイエスとは答えないだろう。では私は「人間中心主義で結構だ」と開き直るのかといえば、そうでもない。そのあたりの微妙な立ち位置は、次の著作で語りたい。

私が自然中心主義に強く肩入れしてはいないのは確かなのだが、「自然環境と人間のいのちが連続する生命圏」という理念を抱いているのも確かである。そこで本書の締めくくりとして、私なりの「自然とうまく付き合う人間」、「自然を意識することで育まれるいのち」の像を少し語っておこう。

工業化とともに急速に増加した世界人口は、二〇世紀初めの一六億人から二一世紀初めには六〇億人となり、今や七〇億人を超えて二一世紀半ばには九〇億人に達すると予想される。この人口を「ありのままの自然生活」で養うことは不可能である。「自然はいいな。子どものころの山歩きは楽しかったな」といった安直な郷愁だけで、自然と人間の共生を語るべきではない。

「ありのままの保存」の意味についても話した。「原生自然」を世界各所に残しておくことは、地球規模戦略として大切である。自然の恩恵を忘れまいという象徴的な意味と、医療その他の究極の資源がそこにあるかもしれないから保持しておこうという現実的な意味と、その両方からである。特に熱帯雨林の計画的保存は、先進国が利害を超えて途上国を支援し信頼を得る中で、果たされていくべきだろう。

日本国内については、世界有数の森林国であり農業文化国であることを自覚した「保存と保全の組み合わせ」を構想し、「自然のおかげで豊かになるいのち」を発信できるように望みたい。いわゆる

「里山」は、田畑の後背地として一度は人間の手が入った「二次的自然」であるが、現代の日本人にとっては最も身近に「自然らしさ」を実感できる場である。ところがこの里山が、農業の衰退とともに日本各地で荒廃してきている。ここは謙虚かつ高度な人間の知恵をもって、里山の維持・再生に取り組むべきだろう。農業の再生、生物多様性の確保、治水という観点からも、具体的・現実的な自然保護の取り組みになるのではないか。

　里山がまだ維持管理されている地域では、高齢者が元気だという例が多い。適度な山仕事は、身体的健康保持といのちの意味の確認にも役立つと想像される。里山が残っている地方と、都市の「里山再生ボランティア出動市民」が呼応できれば、よき相互理解・相互協力になりうる。都市住民が定期的にボランティア参加すれば、「医者いらず」の「いのちの洗濯」にもなるかもしれない。そんな「いのちと環境が連続する生命圏」を、これからもより具体的に考えていくことにしよう。

参考文献

▼第1章　生まれることの倫理

家永登・仁志田博司責任編集『シリーズ生命倫理学7　周産期・新生児・小児医療』、丸善出版、二〇一二年。

江口　聡編・監訳『妊娠中絶の生命倫理――哲学者たちは何を議論したか』、勁草書房、二〇一一年。

エンゲルハート、H・T他／加藤尚武・飯田亘之編『バイオエシックスの基礎――欧米の「生命倫理」論』、東海大学出版会、一九八八年。

坂井律子『ルポルタージュ出生前診断――生命誕生の現場に何が起きているのか？』、日本放送出版協会、一九九九年。

佐藤孝道『出生前診断――いのちの品質管理への警鐘』、有斐閣選書、一九九九年。

徳永哲也「生命倫理と現代優生学――出生前診断問題をめぐる生命倫理教育にふれて」、『財団法人上廣倫理財団研究報告論文集』第一三集所収、二〇〇三年。

――「人工妊娠中絶と出生前診断」、伏木信次・樫則章・霜田求編『生命倫理と医療倫理』所収、金芳堂、二〇〇四年。

毎日新聞取材班『こうのとり追って――晩産化時代の妊娠・出産』、毎日新聞社、二〇一三年。

森岡正博『生命学への招待――バイオエシックスを超えて』、勁草書房、一九八八年。

吉村正・島袋伸子『母になるまでに大切にしたい33のこと』、WAVE出版、二〇一二年。

▼第2章　生まれ方を操作することの倫理

浅井美智子・柘植あづみ編『つくられる生殖神話――生殖技術・家族・生命』、制作同人社、一九九五年。

粟屋　剛『人体部品ビジネス――「臓器」商品化時代の現実』、講談社選書メチエ、一九九九年。

アンドルーズ、ローリー・B『ヒト・クローン無法地帯――生殖医療がビジネスになった日』、望月弘子訳、紀伊國屋書店、二〇〇〇年。

金城清子『生命誕生をめぐるバイオエシックス――生命倫理と法』、日本評論社、一九九八年。

菅沼信彦『最新　生殖医療――治療の実際から倫理まで』、名古屋大学出版会、二〇〇八年。

菅沼信彦・盛永審一郎責任編集『シリーズ生命倫理学6　生殖医療』、丸善出版、二〇一二年。

徳永哲也『はじめて学ぶ生命・環境倫理――「生命圏の倫理学」を求めて』、ナカニシヤ出版、二〇〇三年。

――「生殖・クローン・人間製造の夢と悪夢」、石崎嘉彦・石田三千雄・山内廣隆編『知の21世紀的課題――倫理的視点からの知の組み換え』所収、ナカニシヤ出版、二〇〇一年。

米本昌平・松原洋子・橳島次郎・市野川容孝『優生学と人間社会――生命科学の世紀はどこへ向かうのか』、講談社現代新書、二〇〇〇年。

▼第3章　死ぬことの倫理
会田薫子『延命医療と臨床現場――人工呼吸器と胃ろうの医療倫理学』、東京大学出版会、二〇一一年。

安藤泰至・高橋都責任編集『シリーズ生命倫理学4　終末期医療』、丸善出版、二〇一二年。

甲斐克則・谷田憲俊責任編集『シリーズ生命倫理学5　安楽死・尊厳死』、丸善出版、二〇一二年。

小松美彦『生権力の歴史――脳死・尊厳死・人間の尊厳をめぐって』、青土社、二〇一二年。

崎山弘・癒しのネットワーク有志『「尊厳生」の基礎知識』、文芸社、二〇〇〇年。

徳永哲也・大林雅之責任編集『シリーズ生命倫理学8　高齢者・難病患者・障害者の医療福祉』、丸善出版、二〇一二年。

中島みち『「尊厳死」に尊厳はあるか――ある呼吸器外し事件から』、岩波新書、二〇〇七年。

ヘンディン、ハーバート『操られる死――〈安楽死〉がもたらすもの』、大沼安史・小笠原信之訳、時事通信社、二〇〇〇年。

山口研一郎編『操られる生と死――生命の誕生から終焉まで』、小学館、一九九八年。

▼第4章　新時代の「死」と「移植」の倫理
池田清彦『臓器移植　我、せずされず』、小学館文庫、二〇〇〇年。

倉持武・丸山英二責任編集『シリーズ生命倫理学3　脳死・移植医療』、丸善出版、二〇一二年。

小松美彦『死は共鳴する――脳死・臓器移植の深みへ』、勁草書房、一九九六年。

杉本健郎『子どもの脳死・移植』、かもがわ出版、二〇〇三年。

頭部外傷や病気による後遺症を持つ若者と家族の会編『生きててもええやん――「脳死」を拒んだ若者たち』、せせらぎ出版、一九九九年。

フォックス、R・C／スウェイジー、J・P『臓器交換社会――アメリカの現実・日本の近未来』、森下直貴他訳、青木書店、一九九九年。

森岡正博『脳死の人――生命学の視点から』増補決定版、法藏館、二〇〇〇年。

山口研一郎監修『脳死・臓器移植Q＆A50――ドナーの立場で〝いのち〟を考える』、海鳴社、二〇一一年。

吉本隆明・近藤誠他『私は臓器を提供しない』、洋泉社・新書y、二〇〇〇年。

▼第5章　環境問題の経済と倫理

青木克仁『環境の世紀をどう生きるか――環境倫理学入門』、大学教育出版、二〇一〇年。

植田和弘『環境経済学への招待』、丸善ライブラリー、一九九八年。

尾関周二・亀山純生・武田一博編著『環境思想キーワード』、青木書店、二〇〇五年。

加藤尚武『環境倫理学のすすめ』、丸善ライブラリー、一九九一年。

――編『環境と倫理――自然と人間の共生を求めて』、有斐閣アルマ、一九九八年。

デ・ジャルダン、ジョゼフ・R『環境倫理学――環境哲学入門』、新田功他訳、出版研、二〇〇五年。

徳永哲也『はじめて学ぶ生命・環境倫理――「生命圏の倫理学」を求めて』、ナカニシヤ出版、二〇〇三年。

ドブソン、アンドリュー編著『原典で読み解く環境思想入門――グリーン・リーダー』、松尾眞他訳、ミネルヴァ書房、一九九九年。

ヒース、ジョセフ『資本主義が嫌いな人のための経済学』、栗原百代訳、NTT出版、二〇一二年。

▼第6章　「自然の権利」という環境倫理思想

岡島成行『アメリカの環境保護運動』、岩波新書、一九九〇年。

尾関周二編『エコフィロソフィーの現在――自然と人間の対立をこえて』、大月書店、二〇〇一年。

鬼頭秀一『自然保護を問いなおす――環境倫理とネットワーク』、ちくま新書、一九九六年。

ドレングソン、アラン／井上有一編『ディープ・エコロジー――生き方から考える環境の思想』、井上有一監訳、昭和堂、二〇〇一年。

ナッシュ、ロデリック・F『自然の権利――環境倫理の文明史』、松野弘訳、ちくま学芸文庫、一九九九年（増訂版＝ミネルヴァ書房、二〇一一年）。

――編著『アメリカの環境主義――環境思想の歴史的アンソロジー』、松野弘監訳、同友館、二〇〇四年。

パスモア、ジョン『自然に対する人間の責任』、間瀬啓允訳、岩波現代選書、一九七九年。

パルマー、ジョイ・A編『環境の思想家たち　下　現代編』、須藤自由児訳、みすず書房、二〇〇四年。

レオポルド、アルド『野生のうたが聞こえる』、新島義昭訳、講談社学術文庫、一九九七年。

▼第7章　世代間倫理は「倫理」たりうるか

加藤尚武『合意形成とルールの倫理学――応用倫理学のすすめⅢ』、丸善ライブラリー、二〇〇二年。

鬼頭秀一・福永真弓編『環境倫理学』、東京大学出版会、二〇〇九年。

シュレーダー＝フレチェット、クリスティン・S編著『環境の倫理』上・下、京都生命倫理研究会訳、晃洋書房、一九九三年。

広井良典『グローバル定常型社会――地球社会の理論のために』、岩波書店、二〇〇九年。

――『コミュニティを問いなおす――つながり・都市・日本社会の未来』、ちくま新書、二〇〇九年。

マッキベン、ビル『ディープエコノミー――生命を育む経済へ』、大槻敦子訳、英治出版、二〇〇八年。

ヨナス、ハンス『責任という原理――科学技術文明のための倫理学の試み』、加藤尚武監訳、東信堂、二〇〇〇年（新装版＝二〇一〇年）。

――『主観性の復権――心身問題から『責任という原理』へ』、宇佐美公生・滝口清栄訳、東信堂、二〇〇〇年。

▼第8章　地球全体主義の可能性と困難性

石　弘之『地球環境「危機」報告――いまここまできた崩壊の現実』、有斐閣、二〇〇八年。

広井良典編『「環境と福祉」の統合――持続可能な福祉社会の実現に向けて』、有斐閣、二〇〇八年。

メドウズ、D・H／メドウズ、D・L／ラーンダス、J／ベアランズ三世、W・W『成長の限界――ローマ・クラブ「人類の危機」レポート』、大来佐武郎監訳、ダイヤモンド社、一九七二年。

メドウズ、D・H／メドウズ、D・L／ラーンダス、J『限界を超えて――生きるための選択』、茅陽一監訳、ダイヤモンド社、一九九二年。

ラヴロック、ジェームズ（＝ジム）・E『地球生命圏――ガイアの科学』、星川淳訳、工作舎、一九八四年。

――――『ガイアの時代――地球生命圏の進化』、星川淳訳、工作舎、一九八九年。

ラブロック、ジェームズ『ガイアの復讐』、秋元勇巳監修・竹村健一訳、中央公論新社、二〇〇六年。

和田武・小堀洋美『現代地球環境論――持続可能な社会をめざして』、創元社、二〇一一年。

あとがき

生命倫理と環境倫理の単著や共著を書くようになって一六年以上が経つ。まとまった単著としては『はじめて学ぶ生命・環境倫理』（ナカニシヤ出版）があり、幸いにも予想以上に版を重ね、倫理学の書としては多くの読者の手に取っていただけたようである。その初版から一〇年以上が経ち、そろそろ次の総合的な単著を、として書きおろしたのが本書である。

かつての書（前記以外の共著も含めて）では、たとえば「出生前診断」なら、「母体血清マーカーテスト」と「羊水診断」の話を中心にしていればよかったが、これからは少子化・高齢出産という時代背景も踏まえての「新型出生前診断」への向き合い方を語る必要が出てくる。また、たとえば「地球温暖化」なら、「京都議定書の内容とその達成度」の話はもう卒業して、発展途上国の環境協力も取りつけられるような「新・議定書」、「新・温暖化防止条約」の構想を語る必要が出てくる。

時代の流れは速い。新しい技術の活用法とそれに溺れない方法、新しい情報の取り入れ方とそれに振り回されない方法、新しい事態への応急対処法と過剰反応しない受け止め方、それらをあらためて考えるために、いくらかでも世間の議論に役立つように、今この書を世に出した。

本書の原稿を起こしながらあらためて感じたのは、「原点回帰」の大切さである。二〇一一年三月一一日の東日本大震災とその後の原発事故を経て、「被災地のいのちをどう守るか」とか「原発はやめられるのか」といった問題は考えさせられたし、本書でもところどころで少しは言及している。しかし、本気でそれらを論じようとしたとき、「そもそもいのちとは」、「人間にとってよき環境とは」という原点の問題こそが答えを模索する足場になる、という思いに至ったのである。そこを考えて提言することこそが哲学・倫理学の使命だろうとあらためて気づいたのである。

本書は『ベーシック 生命・環境倫理』と名づけており、すでに次の単著『プラクティカル 生命・環境倫理』を構想している。本書が「基本編」なら次の書は「実践編」ということになる。実践といっても、哲学・倫理学の書であることには変わりがないから、「応用問題をテクニカルに解く」という叙述ではなく、「原理的考察をすればここを踏まえるのが筋というものですよ」とか「小手先の技術では解決しないから、本質に戻って道を立て直しましょう」という叙述になる。倫理学の原理的手法と、二一世紀の現実に対決する実践的手法とを接合する書とすることを目ざしている。本書への論評などを受け止めながら、次の書に誠実につなげたい。

本書の出版に当たっては、世界思想社の方々にお世話になった。特に久保民夫さんと嘉山範子さんには、執筆途中で腕を痛めたときも気にかけてもらい、感謝している。書物というメディアは生き残りが厳しい時代だが、ペンと活字と紙媒体の役割はまだまだ譲れないと念じて、共に仕事に当たっていきたい。

二〇一三年七月

徳永哲也

＝索　引＝

〈サ 行〉

〈タ 行〉

〈ナ 行〉

〈ハ 行〉

〈マ 行〉

〔著者紹介〕

徳 永 哲 也（とくなが・てつや）

1959年　大阪府に生まれる
1983年　東京大学文学部卒業
1996年　大阪大学大学院文学研究科博士課程単位取得満期退学
現　在　長野大学環境ツーリズム学部教授（専攻＝哲学・倫理学）
単　著　『はじめて学ぶ生命・環境倫理――「生命圏の倫理学」を求めて』（ナカニシヤ出版，2003年）
『たてなおしの福祉哲学――哲学的知恵を実践的提言に！』（晃洋書房，2007年）
『プラクティカル 生命・環境倫理――「生命圏の倫理学」の展開』（世界思想社，2015年）
編　著　『福祉と人間の考え方』（ナカニシヤ出版，2007年）
『安全・安心を問いなおす』（郷土出版社，2009年）
『シリーズ生命倫理学8　高齢者・難病患者・障害者の医療福祉』（共編，丸善出版，2012年）
訳　書　『生命倫理百科事典』（共訳・編集委員，丸善，2007年）

ベーシック 生命・環境倫理
――「生命圏の倫理学」序説

2013年11月10日　第1刷発行　　定価はカバーに
2017年 4 月10日　第2刷発行　　表示しています

著　者　徳《とく》 永《なが》 哲《てつ》 也《や》

発行者　上 原 寿 明

世界思想社
京都市左京区岩倉南桑原町56　〒606-0031
電話 075(721)6500
振替 01000-6-2908
http://sekaishisosha.jp/

（印刷・製本 太洋社）

ISBN978-4-7907-1606-8

▼《世界思想社　現代哲学叢書》の創刊にあたって

本叢書創刊の二〇一一年という年は、日本人にとって忘れられない年となった。三月十一日午後二時四十六分、マグニチュード9という巨大地震が日本の東北・三陸地方を襲ったのである。それにともなう大津波により東北地方の東海岸は壊滅的な打撃を受け、二万人におよぶ死者・行方不明者を出した。そればかりでなく、同時発生した東京電力福島第一原子力発電所の事故によって、大気中、海中に大量の放射能が放出され、終息には長い年月を要すると言われている。その影響は当然のことながら、自国のみにとどまるものではない。

こうした現実を前にして、学問に何ができるのか。原発事故の問題はひとり原子力工学に関わる人間だけの問題ではない。とりわけ哲学はその時代の人々の生き方を問うものでなければならない。現実と格闘しない哲学は「哲学」の名に値しない。

原発のみならず、多種多様な現代的諸問題と哲学はどのように格闘しているのか。本叢書はそうした哲学の「現場」をさまざまな角度・論点から紹介し、その最前線へと読者をいざなおうとする試みである。読者は著者からの挑戦を受け、著者と対峙することで、自らの思索を深めることができるであろう。本叢書がそのための一助となることを願ってやまない。

（二〇一一年十月）